Springer-Verlag Wien GmbH

Karl Heinz Tragl

unter Mitarbeit von
Peter Fischer und Julius Neumark

Operationen an älteren Menschen

Nicht-chirurgische Aspekte

Springer-Verlag Wien GmbH

Univ.-Prof. Dr. Karl Tragl
Ludwig Boltzmann Institut für Altersforschung,
Donauspital, Wien, Österreich

Gedruckt mit Unterstützung des Ludwig Boltzmann-Instituts
für Altersforschung, Wien

Typografische Gestaltung, Satz: typic®/wolf

Titelbild: Getty Images / „Doctor checking blood pressure
of elderly male patient“/ Ryan McVay

Gedruckt auf säurefreiem, chlorfrei gebleichtem Papier - TCF
SPIN: 11018223

Bibliografische Information Der Deutschen Bibliothek
Die Deutsche Bibliothek verzeichnet diese Publikation in der
Deutschen Nationalbibliografie; detaillierte bibliografische Daten sind im Internet
über <http://dnb.ddb.de> abrufbar.

Mit 5 zum Teil farbigen Abbildungen

ISBN 978-3-211-22323-9 ISBN 978-3-7091-0611-2 (eBook)

DOI 10.1007/978-3-7091-0611-2

Vorwort

Die unentwegte Zunahme der Lebenserwartung führt immer ältere Menschen zu einer chirurgischen Intervention. Die ständige Verbesserung der chirurgischen und der anästhesiologischen Techniken ermöglicht immer größere und immer schwerere Operationen. Dazu wird die Erwartungshaltung unserer Mitbürger an die Medizin immer höher.

Um diesen Anforderungen und Erwartungen gerecht werden zu können, sind immer größere Anstrengungen aller unmittelbar an der chirurgischen Intervention Beteiligten, aber auch aller im Umfeld ärztlich, pflegerisch oder rehabilitativ Tätigen notwendig. Die ständige Aus- und Fortbildung, das interdisziplinäre Verständnis und die enge Kooperation unter den verschiedenen Fächern gewährleisten die beste Versorgung der Patienten.

Das vorliegende Buch verweist auf die Probleme, welche im Umfeld einer chirurgischen Intervention mit dem höheren Lebensalter verbunden sind, und zeigt die Aufgaben, welche damit auf das nicht-chirurgische Team vor, während und nach der Operation zukommen. Es zeigt aber auch Wege, wie diese Probleme und Aufgaben einer besseren Lösung zugeführt werden können.

K. H. Tragl

Inhaltsverzeichnis

Einleitung

Operationen an älteren Menschen stellen weit höhere Anforderungen als chirurgische Eingriffe im allgemeinen. Sie haben sowohl den Rückgang der Organfunktionen wie auch die Multimorbidität des höheren Lebensalters zu berücksichtigen. Das waren in der Vergangenheit unter anderen auch die Gründe, dass manche Operationen verzögert oder so wie Hernienoperationen oder wie rekonstruierende Eingriffe überhaupt nicht durchgeführt wurden (Lyon 1984, Seymour 1999). Fortschritte in der Medizin und in der Technik, vor allem aber Veränderungen in der Einstellung der Bevölkerung, der Politik und nicht zuletzt auch der Ärzte zur Stellung und Rolle älterer Menschen in unserer Gesellschaft haben die Ziele der Betreuung und Behandlung des älteren Bevölkerungsanteiles verändert. Auch wenn Ungleichheiten im Gesundheitswesen nicht völlig verschwunden sind (Editorial 1997), ist heute nicht mehr das bloße Überleben zum Ziel gemacht, sondern die Mobilisierung, die Selbstständigkeit und die Integration der alten und kranken Menschen in die Gesellschaft. Damit ist die Zahl älterer Patienten, an welchen chirurgische Eingriffe vorgenommen werden, seit vielen Jahren im Steigen und wird auch in den nächsten Jahrzehnten weiter zunehmen. Es kann jedenfalls erwartet werden, dass die Zahl der Operationen an über 65-jährigen Menschen, welche zur Zeit in den industrialisierten Ländern etwa 25 % aller chirurgischen Eingriffe ausmacht, auf etwa 40 % nach dem Jahre 2050 ansteigen wird (Mangano 1990). Der Anteil älterer Patienten ist allerdings in der verschiedenen chirurgischen Fächern unterschiedlich und reicht bis etwa 25 % in den Fächern Orthopädie und Unfallchirurgie und fast 50 % in den Fächern Urologie und Augenheilkunde (Seymour 1992). Insgesamt ist aber nicht nur die Anzahl chirurgischer Patienten im Steigen sondern es werden darüber hinaus immer größere und schwerere Operationen an älteren Menschen vorgenommen.

Für die Zunahme der Anzahl der Operationen und für die Zunahme des Ausmaßes und der Schwere der Operationen im höheren Alter gibt es mehrere Gründe. Zunächst ist es sicherlich die Zunahme der Lebenserwartung und der damit verbundene höhere Anteil an älteren Menschen in unserer Bevölkerung, welche die zunehmende Zahl der Operationen bestimmen. Es sind aber auch die zunehmenden Erkenntnisse und verbesserten Techniken in den Fächern Chirurgie und Anästhesiologie, die immer mehr Eingriffe ermöglichen. Gerade diese letzten Gründe sind es auch, die immer schwerere Operationen an älteren Menschen erlauben. Für den letztendlichen Erfolg einer chirurgischen Intervention spielen die Operationsvorbereitung und die postoperative Kontrolle eine ebenso große Rolle. Auch ihnen ist in den vergangenen Jahrzehnten eine erhöhte Aufmerksamkeit geschenkt worden. Das Lebensalter selbst besitzt dagegen in Multivarianzanalysen als isolierter Faktor für den Erfolg oder Misserfolg einer Operation eine untergeordnete Bedeutung ,selbst wenn es sich um 90-Jährige handelt (Dunlop 1993, Burns-Cox 1997, Hosking 1989).Ein höheres Risiko für den postoperativen Ausgang weisen dagegen jene älteren Patienten auf, die mit multiplem Organversagen schwerst krank sind. Dementsprechend ist das Lebensalter auch in der APACHE III Skala, welche kritisch kranke Patienten bewertet und bis maximal 299 Punkte reicht, ansteigend vertreten und erreicht im Alter über 85 Jahren 24 Punkte (Knaus 1991).

Alle diese Maßnahmen, die den unmittelbaren chirurgischen Eingriff aber auch die prä- und postoperative Versorgung der Patienten betreffen, haben dazu geführt, dass die gesamte postoperative Morbidität und Mortalität in den letzten Jahrzehnten drastisch gesunken ist (Milamed 1994). Für die Gruppe der über 65-jährigen Patienten ist zwischen den Jahren 1960 und 1990 ein Rückgang der Mortalität von 10–15 % auf 2–3 % registriert worden (Thomas 1995) (Abb. 3). Alle jene Faktoren, die dazu geführt haben, dass immer größere Operationen an immer älteren Patienten durchgeführt werden, tragen auch dazu bei, dass die postoperative Mortalität weiterhin absinkt. Zu diesen Faktoren kommt aber noch, dass viele Operationen, die in der Vergangenheit wegen ihres Risikos bei älteren Patienten zunächst aufgeschoben wurden, kurze Zeit später als Notoperation mit noch viel höherem Risiko durchgeführt werden mussten. Heute jedoch werden die gleichen Operationen nicht aufgeschoben sondern erfolgen sofort als elektive Operationen mit einem weit geringeren Risiko. Diese Vorgangsweise hat zur Folge, dass selbst ältesten Patienten eine notwendige chirurgische Intervention angeboten werden kann, auch wenn, wie zu erwarten, die Mortalität in der ältesten Patientengruppe am höchsten ist (Bufalari 1996, Warner 1998).

Der Chirurg steht naturgemäß im Mittelpunkt des operativen Geschehens und der beteiligten Ärzte. Er hat mit dem Patienten die Diagnose und die aus ihr sich ergebende chirurgisch-therapeutische Vorgangsweise zu besprechen. Dieses Vorhaben kann beim älteren Patienten auf Schwierigkeiten stoßen, weil dieser mit dem notwendigen Ablauf im allgemeinen und mit der Terminologie im speziellen oft nur schwer zurechtkommt. Das Verständnis des Patienten muß aber in jedem Fall erarbeitet und sein Einverständnis gewonnen werden. Größte Bedeutung in diesem Gespräch besitzt auch die Frage, ob der chirurgische Eingriff zu einer definitiven Heilung führen wird, ob es sich um einen mutilierenden Eingriff oder nur um einen palliativen Eingriff handelt. Jedenfalls muss darauf eingegangen werden, welchen Einfluss die Operation auf die Lebenserwartung und auf die Lebensqualität nimmt. Dabei spielt auch eine große Rolle, welchen Einfluss die vorgesehene Operation auf den postoperativen funktionellen Status und auf die Selbstständigkeit des Patienten nehmen wird. Zur Auseinandersetzung mit allen diesen Fragen sind die emotionale Verfassung und der kognitive Status des Patienten von großer Bedeutung. Alle diese Fragen spielen nicht zuletzt auch für die Antizipation einer postoperativen Verwirrtheit oder eines Deliriums eine Rolle.

Es ist die Operation an älteren Patienten allerdings nicht nur für den Chirurgen sondern darüber hinaus für alle anderen beteiligten Fächer eine Herausforderung. Vor allem die notwendigen Beiträge der Anästhesisten, der Internisten und der Psychiater sind neben jenen der Chirurgen für den Erfolg einer Operation entscheidend, wobei der engen Kommunikation zwischen diesen Fächern größte Bedeutung zukommt. Der Anästhesist sollte dabei über die Wahl der Narkosetechnik, über die Auswahl des Narkosemittels und auch über die Tiefe der Narkose entscheiden. Eine ähnliche Bedeutung kommt den betreuenden Internisten zu. Sie sollen das Risiko für den Patienten abschätzen und auf der Basis ihrer Erhebungen, gemeinsam mit den Anästhesisten die Operationsvorbereitung durchführen. Nicht zuletzt kommt den Internisten auch die postoperative Betreuung zu. Den Psychiatern fällt in diesem Team die Aufgabe zu, die zerebrale Belastung durch die Narkose und durch die Operation zu beurteilen. Ihr Ziel muss es sein, eine postoperative zerebrale Dekompensation mit Verwirrtheit und Delirium zu verhindern.

Das präoperative Assessment und präoperative Maßnahmen

Das wichtigste Ziel des präoperativen Assessments besteht letztlich in der Verminderung der intra- und postoperativen Morbidität und damit der Mortalität des Patienten. Es bedarf dazu der Begegnung und der Untersuchung des Patienten durch den Anästhesisten, durch den Internisten, durch den Psychiater und der daran anschließenden Besprechung untereinander sowie mit dem Patienten. Gerade für die älteren Patienten besitzt das präoperative Assessment Bedeutung, weil bei ihnen zu den Risken einer Operation bei jüngeren Patienten noch die Risken der verschiedenen altersbedingten Funktionseinschränkungen, mögliche Multimorbiditäten und nicht zuletzt ein höheres Mortalitätsrisiko zu addieren sind (Santos 1975, Thomas 1995).

Die präoperative Begegnung des Patienten mit den unmittelbar (Chirurgen, Anästhesisten) aber auch mit den mittelbar (Internisten, Psychiater, u. a. m.) an der Operation beteiligten Ärzten hat mehrere Aufgaben. Sie alle münden aber in dem Ziel, das Verständnis des Patienten für die gewählte Vorgangsweise zu gewinnen und dem Patienten die vorhandene Angst zu nehmen (Roizen 1995):

Aufgaben der präoperativen Gespräche:

1. Aufklärung des Patienten über die Narkose, über den chirurgischen Eingriff und über die gesamte perioperative Betreuung.
2. Gewinnung einer unmittelbaren Information zur Krankheitsgeschichte und eines unmittelbaren Eindruckes zum klinischen Status.
3. Entscheidungsfindung über weitere, notwendige Untersuchungen.
4. Erarbeitung von postoperativen Betreuungsplänen gemäß den Vorstellungen des Patienten und in Abhängigkeit von den vorgegeben Möglichkeiten.
5. Gewinnung eines „informed consent“.

Die Beurteilung und Kalkulation eines Operationsrisikos bei älteren Patienten hat zunächst die altersbedingt möglichen Funktionseinschränkungen zu berücksichtigen. Unter diesen Einschränkungen spielen Funktionseinbußen des Gehirns, des Herzens, der Lungen, der Nieren und des Immunsystems eine herausragende Rolle, auch wenn der Funktionsrückgang anderer Organe gelegentlich durchaus von Bedeutung sein kann (Goldman 1983, Dyer 1995,Higgins 1992). Als Folge solcher Funktionseinschränkungen ergibt sich immer eine Verringerung der Anpassungsfähigkeit des entsprechenden Organs, vielfach mit Rückwirkung auf den Gesamtorganismus. Bei den Altersveränderungen des Gehirns stehen der Rückgang der kognitiven Leistungen und des Gedächtnisses bis hin zur Demenz, bei den Veränderungen des Herzens stehen die Funktionseinschränkungen der Reizbildung und Reizleitung, jene der Koronargefäße und jene der Herzklappen im Vordergrund. Altersveränderungen weist natürlich auch der Herzmuskel auf, die sich im wesentlichen in einem Rückgang der kardialen Auswurfleistung äussern (Rodeheffer 1984). Funktionell kommen die altersbedingten Veränderungen allerdings erst dann zum Tragen, wenn sich Krankheiten wie z. B. eine Hypertonie addieren. Die Folgen anderer altersbedingter Veränderungen des Herzens sind ein Rückgang der Herzfrequenz, Verzögerungen der Reizleitung bis hin zu AV-Blockierungen sowie das Auftreten von Rhythmusstörungen supraventrikulärer und/oder ventrikulärer Natur. Unter den altersbedingten Herzklappenveränderungen kommt der Aortenstenose die größte Bedeutung zu.

Spezielles Augenmerk verdienen jedenfalls alle jene Erkrankungen, die sich als Risikofaktoren für peri- und postoperative Komplikationen als besonders vorrangig herausgestellt haben. Bei einer von F. G. Vaz und D. G. Seymour bei über 65-jährigen Patienten durchgeführten Erhebung waren dies vor allem Erkrankungen des Herzens, der Lungen und des Gehirns (Tabelle 1). Dazu kommt, dass Herz-Kreislauferkrankungen eine mit dem Lebensalter steigende

Tabelle 1. Ergebnisse der präoperativen Untersuchung von über 65 jährigen Patienten (nach Vaz 1989)

1. Erkrankungen des Respirationstraktes	29 %
2. Herzinsuffizienz in der Anamnese	14 %
3. Angina pectoris	9 %
4. Reduzierte Hirnleistung (mental score)	9 %
5. Zustand nach Schlaganfall	5 %
6. Keine medizinischen Probleme	20 %

Prävalenz aufweisen. Diese Ergebnisse werden durch Untersuchungen bestätigt, in welchen bei 80 jährigen, chirurgischen Patienten in 40 % Myokardiopathien, in 13 % Rhythmusstörungen, in 12 % Lungenerkrankungen, in 10 % Erkrankungen der Nieren und in 9 % ein Diabetes mellitus vorgefunden werden (Bufalari 1996). Unter den Erkrankungen des Respirationstraktes kommen der chronischen Bronchitis und dem Lungenemphysem als Risikofaktoren für eine Operation die größte Bedeutung zu. Solche Erkrankungen sind nicht nur bei chronischem Nikotinabusus sondern auch nach längerem Aufenthalt in umweltbelasteter Atemluft zu erwarten.

Die Multimorbidität des höheren Lebensalters stellt ein besonderes Risiko dar. Jede zusätzliche Erkrankung bedeutet mehr als nur die Addition eines neuen Risikos. Einer Obduktionsserie ist zu entnehmen, dass bei 80 jährigen Patienten, die in einem Krankenhaus aufgenommen werden, bis zu 8 Krankheiten nachweisbar sind (Howell 1963).

Das statistische und epidemiologische Risiko des Patienten muß sehr sorgfältig von seinem individuellen Risiko getrennt werden. Dieses individuelle Risiko kann nur durch eine sorgfältige Anamnese, durch eine ebenso sorgfältige klinische Untersuchung und durch weitere, der geplanten Operation angepasste Laboratoriumsuntersuchungen ermittelt werden. Jedenfalls sollte das präoperative Assessment derart angelegt werden, dass im Gespräch mit dem Patienten auch seine postoperative Versorgung, Unterstützung und Rehabilitation berücksichtigt werden. Die Möglichkeit und die Bereitschaft der Angehörigen zur Übernahme von Aufgaben der extramuralen Primärversorgung und der Unterstützung bei der Rehabilitation sollten gemeinsam mit dem Patienten und seinen Angehörigen erkundet sein. Wenn die Angehörigen in diese Dienste nicht eingebunden werden können, müssen die dafür vorgesehenen Dienste der Kommunen einbezogen und rechtzeitig verständigt werden.

Die Anamnese

Die Anamnese stellt vielfach die erste Kontaktaufnahme des Arztes mit dem Patienten dar. Dieses Gespräch ist äußerst wichtig, weil es die Basis für das notwendige Vertrauensverhältnis bildet, welches sowohl für den chirurgischen Eingriff wie auch für die postoperative Betreuung unverzichtbar ist. Darüber hinaus mag gerade beim älteren Patienten der Fall sein, dass aus Informationsgründen auch Angehörige in das Gespräch eingebunden werden müssen. Vergesslichkeit, das Verdrängen von gesundheitlichen Problemen oder sogar ihr bewusstes Verschweigen (Tragl 2001) lassen entscheidende Hinweise oft unentdeckt. Dazu kommt, dass das höhere Lebensalter zunehmend mit einer Symptomenarmut vergesellschaftet ist, sodass manche Symptome von den Patienten oft gar nicht wahrgenommen werden und erst von den Angehörigen erfragt werden können.

Die Anamnese muss frühere und aktuelle Erkrankungen oder aber (angeborene) Defekte aufdecken. Auf Grund ihrer Bedeutung auch für den Ausgang des chirurgischen Eingriffes muss dabei auf Herz-Kreislauferkrankungen, auf Lungenerkrankungen und auf erlittene Hirnschäden ganz besonders eingegangen werden. Wenn tatsächlich Hinweise auf eine koronare Herzkrankheit vorliegen, sollten auch die Aktivitäten des täglichen Lebens erfragt werden, um Rückschlüsse auf das Ausmaß der Erkrankung zu erhalten. Einem durchgemachten Herzinfarkt, einer chronischen Bronchitis oder zerebralen Durchblutungsstörungen (Insulte, TIAs) sollte ebenso nachgegangen werden wie einer möglichen (Arzneimittel-)Allergie. Wichtig sind die Fragen nach einer Blutungs- oder Thromboseneigung. Stärkere Blutungen bei Minimalverletzungen sind ebenso von Bedeutung wie Blutungen unter oder nach chirurgischen Eingriffen. Dabei lässt die intraoperative Blutung eher auf eine thrombozytogene, die postoperative Blutung eher auf eine plasmatische Ursache schließen. Es ist auch wichtig, bekannte Allergien und durchgemachte Thrombosen zu erfragen. Ein besonderes Anliegen stellt die exakte Arzneimittelanamnese dar, bei der nicht nur die regelmäßig eingenommenen sondern auch die gelegentlich eingenommenen Arzneimittel erhoben werden müssen. Aus der Arzneimittelanamnese kann auf vorliegende Krankheiten aber auch auf Probleme geschlossen werden, die intra- oder postoperativ zu erwarten sind. Deshalb sind die Fragen detailliert nach „Herzmittel, Entwässerungstabletten, Thrombosemittel, Tabletten für den Blutdruck oder für Gelenkbeschwerden" (NSAR) oder nach Analgetika (Opoide) zu stellen. Dabei sollte auch der Versuch unternommen werden, die Compliance des Patienten zu ermitteln. Besonders für die Anästhesie ist auch eine exakte Alkohol-, Nikotin- und Drogenanamnese von Bedeutung.

Die physikalische Untersuchung

Die klinische Untersuchung beginnt mit der Beurteilung des Allgemeinzustandes. Diese Beurteilung sollte umfassend sein und den Bewusstseinszustand, die Hirnleistung, den Ernährungs- und Hydratationszustand, die Mobilität sowie insgesamt die Selbstständigkeit des Patienten zum Inhalt haben. Blutdruck und Durchblutungsverhältnisse benötigen besonders im höheren Alter und gerade vor einer Operation eine hohe Aufmerksamkeit. Sowohl ein überhöhter wie auch ein niedriger Blutdruck besitzen besonders für die Anästhesie Bedeutung. Die Pulsqualität an den Extremitäten und an den Carotiden geben über den Gefäßzustand und über die Durchblutung gute Auskunft. In Zweifelsfällen müsste eine Gefäß-Doppleruntersuchung angeschlossen werden. Auch wenn der klinische Status komplett erhoben werden sollte, kommt der Untersuchung des Herzens doch die größte Bedeutung zu (siehe Herz-Kreislaufsystem). Bei der Untersuchung der Lungen verdienen Hinweise für das Vorliegen von akuten oder chronischen Entzündungen sowie für das Vorliegen einer pulmonalen Stauung die größte Beachtung. Für die Anästhesie kommt dem Vorliegen eines Emphysems oder einer COPD große Bedeutung zu. Beinödeme oder Sakralödeme bei bettlägerigen Patienten besitzen als Hinweise für eine Herzinsuffizienz hohe Bedeutung.

Der Ernährungszustand

Im physikalischen Status stehen zunächst der Ernährungs- und der Hydratationszustand im Vordergrund. Der Ernährungszustand kann von der Kachexie bis zur schweren Adipositas reichen. Beide Extreme bereiten sowohl den Chirurgen wie auch den Anästhesisten Probleme. Gerade die Unter- oder Fehlernährung wird im höheren Alter nicht so selten angetroffen und es ist manchmal nicht möglich, ein Kaloriendefizit entweder auf das Alter, auf die soziale Stellung des Patienten oder auf die vorliegende Krankheit zurückzuführen (Sullivan 1999). Es nimmt aber nicht nur eine länger vorbestehende Unterernährung Einfluss auf den Operationsausgang, sondern auch ein Gewichtsverlust, der sich unmittelbar im Vorfeld einer Operation einstellt, wie H. O. Studley schon im Jahre 1936 zeigen konnte.

Für den Einfluss der Unterernährung auf die Operation und auf den postoperativen Ausgang ist entscheidend, ob sie generell einem

Kalorienmangel zuzuschreiben ist oder ob sie mit einem stärkeren Eiweißmangel in Verbindung steht. Der Eiweißmangel selbst ist schwer zu definieren, am häufigsten werden dazu die Serumspiegel für das Albumin und/oder für das Transferrin herangezogen. Sollte ein Eiweißmangel tatsächlich vorliegen, dann sind negative Einflüsse auf zahlreiche vitale Funktionen zu erwarten. Unter diesen steht eine Schwächung der Infektabwehr durch Schwächung der Granulozytenfunktion und durch Rückgang der T-Lymphozyten im Vordergrund. Sie addiert sich zu den üblichen Belastungen einer Operation, begünstigt das Auftreten einer Pneumonie oder einer Sepsis und kann den Ausgang der Operation entscheidend beeinflussen (Cooper 1987).

Bei diesen Nachteilen eines Eiweißmangels ist von Bedeutung, dass eine prä- und perioperative Eiweißsubstitution die angesprochenen Nachteile des Eiweißmangels reduzieren und damit den Ausgang der Operation verbessern kann (V. A. Study Group 1991). Eine zeitliche Verzögerung der Operation zur Korrektur des Eiweißmangels scheint allerdings nicht angezeigt (Detsky 1991).

Ein massives Übergewicht stellt keine einladende Situation weder für den Chirurgen noch für den Anästhesisten dar. Der Anästhesist hat die Dosierung seiner Narkosemittel und mögliche Behinderungen der Beatmung zu überdenken, während der Chirurg mit einem erschwerten Zugang aber auch mit einer Zunahme der postoperativen Komplikationen (Thrombosen, Atelektasen, erschwerte Mobilisierung, usw.) zu rechnen hat.

Der Ernährungszustand eines Patienten betrifft aber keineswegs nur sein Körpergewicht oder seinen Eiweiß Status. Zur Unter- und Fehlernährung zählen noch die Störungen des Haushaltes der Mineral- und Spurenelemente. Besonders ältere Personen leben häufig in sozialer Isolation, in eingeschränkten finanziellen Verhältnissen oder auch mit einem reduzierten Lebenswillen, welche alle den Ernährungsstatus beeinflussen können. Zwar fließen die Lebensumstände der Patienten in die üblichen Risikoklassifikationen ein, doch muss stets den einzelnen und individuellen Defiziten (z. B. Eisenmangel, Vitamin A-, B-, C-, D-Mangel) Rechnung getragen werden.

Der Flüssigkeitshaushalt

Ein ausgeglichener Flüssigkeitshaushalt ist für das Leben im allgemeinen und für belastete Lebenssituationen im speziellen von Bedeutung. Im höheren Lebensalter ist er durch viele Entwicklungen und durch viele Faktoren gefährdet. Besonders der Mangel an Flüssigkeit steht im Alter im Vordergrund und kann viele Ursachen haben. Unter ihnen stehen der Rückgang des Durstgefühls, der Rückgang der Renin-Aldosteronsekretion und ein gleichzeitiger Anstieg des atrialen natriuretischen Peptids im Vordergrund (Tragl 1986). Dazu addiert sich in vielen Fällen eine inadäquate, überschießende diuretische Therapie. Der im Alter latente Flüssigkeitsmangel oder gar eine Exsikkose stellen ein nicht unwesentliches Risiko für den durch die Operation zusätzlich belasteten Kreislauf des Patienten dar. Ein intraoperativer Blutdruckabfall und postoperative orthostatische Reaktionen können die Folge sein. Dazu kommt, dass durch den Hämatokritanstieg auch die Thromboseneigung zunimmt. Allen diesen Umständen sollte schon präoperativ Rechnung getragen werden. Wenn keine Bedenken gegen eine Flüssigkeitszufuhr vorliegen, wie sie z. B. bei einer kardialen Dekompensation bestehen könnten, dann sollte gerade beim älteren Patienten Flüssigkeit zugeführt werden. Die Indikation dazu ergibt sich schon im klinischen Status, wenn eine trockene Zunge und/oder stehende Hautfalten Hinweise für einen Flüssigkeitsmangel geben.

Der Elektrolythaushalt

Der Elektrolythaushalt steht mit dem Flüssigkeitshaushalt in einem engen Zusammenhang. Die altersabhängigen Nierenveränderungen führen u. a. zu einem langsamen Natriumverlust und zu einem Rückgang der Wasserstoffionen Ausscheidung. Dennoch sind es vor allem die medikamentösen Eingriffe, welche das Elektrolytgleichgewicht entscheidend stören können. Wieder sind es die Diuretika, welche dabei eine größere Rolle spielen. Während Hydrochlorothiazide und Schleifendiuretika den Natrium- und den Kaliumverlust begünstigen, sind es die sogenannten kaliumsparenden Diuretika (Amilorid, Triamteren, Aldosteronantagonisten), welche zur Hyperkaliämie führen. Eine Hyperkaliämie wird darüber hinaus gelegentlich von den ACE-Hemmern hervorgerufen. Solche Elektrolytverschiebungen stellen für den Patienten eine latente Bedrohung dar. Besonders die Kaliumveränderungen stellen durch ihre Wirkung auf die Reizbildung und Reizleitung des Herzens ein hohes Risiko für Rhythmusstörungen dar. Der mit der Verabreichung von Diuretika oder mit Schweißverlusten in Zusammenhang stehende Magnesiummangel führt zu einer Krampfbereitschaft, eventuell mit negativen Folgen für den Patienten. Aus allen diesen Gründen ist es empfehlenswert, dass bei Patienten, welche Diuretika einnehmen, präoperativ nach Elektrolytentgleisungen gefahndet wird. Sollte diese Kontrolle tatsächlich eine Elektrolytverschiebung ergeben, dann muss die Korrektur dieser Störung noch vor dem chirurgischen Eingriff behoben werden.

Das Herz-Kreislaufsystem

Die klinische Untersuchung des Herz-Kreislaufsystems ist für die Operationsplanung besonders wichtig, weil Störungen dieses Systems am häufigsten zu peri- und postoperativen Komplikationen führen. Seymour (1986) konnte zeigen, dass die Inzidenz von postoperativen Myokardinfarkten beim älteren Menschen bis zu 4 % beträgt und dass kardiale Dekompensationen in bis zu 10 % auftreten.

Die kardiovaskuläre Untersuchung beginnt zwar mit der Messung des Blutdruckes, der beim älteren Menschen tatsächlich oft erhöht gefunden wird, im Mittelpunkt der Untersuchung steht aber das Herz. Herzrhythmusstörungen, eine Vergrößerung des Herzens und Herzgeräusche sind jene physikalischen Hinweise, die funktionelle Störungen der Herzaktion ankündigen. Sollten dabei Hinweise für Rhythmusstörungen, für Herzklappenfehler (Aortenstenose) oder für eine kardiale Dekompensation vorliegen, sind ein EKG, eine Röntgenuntersuchung und eine Echokardiographie unverzichtbar.

Das Ausmaß degenerativer Herzklappenveränderungen ist unter anderen Faktoren auch vom Lebensalter abhängig. Mit der Zunahme der Lebenserwartung nimmt deshalb auch die Zahl der Menschen mit Klappenveränderungen zu. Die Sklerosierung der Aortenklappe und des Mitralklappenringes, eventuell mit mukoider Degeneration stehen dabei nicht zuletzt wegen der höheren Druckverhältnisse im linken Herzen im Vordergrund. In solchen Fällen prägen die Stenose der Aortenklappe, ein Mitralklappenprolaps oder der Abriss eines Sehnenfadens das klinische Bild. Damit nimmt auch die Zahl der Patienten mit Klappenrekonstruktionen und mit künstlichen Herzklappen zu, die allesamt zu bakteriellen Entzündungen d. h. zu einer Endokarditis neigen. Wenn solche Patienten zu einer weiteren Operation anstehen, ist eine antibiotische Prophylaxe dringend angezeigt (Dajani 1997). Besonders Eingriffe an den Zähnen, an den Tosillen, im oberen Respirationstrakt, im Urogenitaltrakt, an der Gallenblase oder am Dickdarm sowie Eingriffe an bakteriell infiziertem Gewebe weisen ein hohes Risiko für das Auftreten einer Endokarditis auf (Shulman 1984).

Die entscheidende funktionelle Veränderung des Herzens im Alter stellt der Rückgang der Reaktion auf eine beta-adrenerge Stimulation dar. Sowohl die Stimulation der Herzfrequenz wie auch jener der Auswurffraktion, die bei einer Leistungssteigerung notwendig sind, erfolgen im höheren Alter auf einem niedrigeren Niveau (Lakatta 1993). Die altersbedingte Funktionseinschränkung des Herzmuskels ergibt sich durch die Einlagerung von Bindegewebe, von Fett, von Amyloid und von Lipofuszin, welche trotz gleichzeitiger (brauner) Atrophie des Muskels zu einer Verdickung und Versteifung der Ventrikelwand führen. Funktionell ergeben sich damit eine Verzögerung der Muskelrelaxation und der Muskelkontraktion mit Druckanstieg im Ventrikel und im Vorhof.

Der Blutdruck

In den industrialisierten Ländern der Welt steigen mit zunehmendem Lebensalter auch der Blutdruck und die Prävalenz der Hypertonie an (Wolf-Maier 2003). Die mittleren systolischen Blutdruckwerte liegen in Europa bis über 150 mm Hg und die diastolischen Werte bis über 85 mm Hg. Die Prävalenz der Hypertonie ist ebenfalls länderweise unterschiedlich und erreicht z. B. in der Bundesrepublik Deutschland für die über 70-jährige Bevölkerung 80 %. Die laufend durchgeführten Untersuchungen über das Risikopotential eines erhöhten Blutdruckes für Gefäßschäden haben in den letzten Jahrzehnten die Richtlinien für Blutdruck-Normalwerte immer weiter gesenkt. Waren Blutdruckwerte zwischen 120/80 und 140/90 bis vor kurzem noch unter die Normalwerte gereiht, so werden sie heute schon als Prähypertonie klassifiziert (Joint Nat Committee 2003).

Eine milde Hypertonie oder ein gering erhöhter Blutdruck stellt für einen elektiven chirurgischen Eingriff kein wesentliches Risiko dar (Goldman 1979). Allerdings gilt es, größere Blutdruckschwankungen, d. s. besonders Dysregulationen während der Narkose mit hohen Blutdruckspitzen aber auch mit starken Blutdruckabfällen zu vermeiden, weil sie Risikofaktoren für einen Herzinfarkt oder für einen Schlaganfall darstellen. Dabei kommt im höheren Alter größeren Schwankungen des systolischen Blutdruckes eine besondere Bedeutung zu.

Für eine gute Hypertoniekontrolle gelten die gute präoperative Blutdruckeinstellung, die Vermeidung von Therapieänderungen unmittelbar präoperativ und die Einnahme der üblichen Hypertoniebehandlung am Morgen des Operationstages aber auch so bald als möglich nach der Operation als Richtlinie. Tatsächlich benötigt der Blutdruck auch postoperativ einer engen Kontrolle, damit größere Schwankungen rechtzeitig erkannt werden. Sollte einer intra- oder postoperativen Blutdruckspitze begegnet werden müssen, kann auf die meisten Blutdruckmittel zurückgegriffen werden. Rasch wirksam sind die vasodilatierenden Antihypertensiva, doch bergen sie auch die Gefahr einer zu raschen Blutdrucksenkung. Prinzipiell kann auf die meisten Blutdruckmittel zurückgegriffen werden, wenn deren Kontraindikationen beachtet werden und solange sie nicht zu abrupt wirken. Solche Kontraindikationen stellen z. B. die Flüssigkeitsverarmung (Exsikkose) des Patienten für Diuretika dar oder die kardiale Dekompensation, der Bronchospasmus sowie die kardiale Überleitungsverzögerung für Betablocker.

Die Lungenfunktion

Die Lungenfunktion weist mit zunehmendem Lebensalter einen Rückgang auf, der durch Rauchgewohnheiten oder durch pulmonale Erkrankungen zusätzlich beschleunigt wird. Dazu werden vorbestehende Lungenerkrankungen und Lungenveränderungen bei älteren Patienten häufig angetroffen und sind meistens wenn nicht auf das Rauchen dann auf eine berufliche Exposition oder auf eine Umweltbelastung zurückzuführen. Eine chronische Bronchitis und/oder ein Lungenemphysem sind für den Ausgang eines chirurgischen Eingriffes nicht unerheblich. Eine präoperative und nicht erkannte Pneumonie könnte jedenfalls fatal sein. Bis zu einem Drittel aller postoperativen Todesfälle ist auf pulmonale Komplikationen zurückzuführen (Seymour 1986, Brooks 1995). Als Risikofaktoren für pulmonale Komplikationen stehen die Verminderung des Lungenparenchyms und der Compliance mit Rückgang der Vitalkapazität und des Atemstoßwertes am Beginn der Veränderungen. Altersbedingt kommen dazu noch Behinderungen der thorakalen Atemexkursionen bei Erkrankungen der Wirbelsäule oder ein Zwerchfellhochstand bei schwerer Adipositas (Villar 1992) oder bei Erkrankungen des oberen Intestinaltraktes zu denen sich eventuell noch durchgemachte Lungenerkrankungen addieren. Ein hohes Risiko für pulmonale Komplikationen stellen auch intrathorakale Operationen oder Operationen im oberen Intestinaltrakt dar, ebenso wie sehr lang dauernde Narkosen (Celli 1993). Aus diesen Gründen sollte eine Spirometrie und eine Röntgenuntersuchung durchgeführt werden, wenn die klinische Untersuchung Hinweise für eine aktuelle Bronchitis, für ein Emphysem und/oder für eine Atemnot ergibt. Der alleinige Hinweis auf eine Rauchgewohnheit rechtfertigt solche Untersuchungen allerdings nicht. Bei elektiven Eingriffen sollte auf die Einstellung des Rauchens mindestens 2 Monate vor der Operation gedrängt werden, weil damit vielfach ein Rückgang der postoperativen pulmonalen Komplikationen erzielt werden kann (Warner 1989).

Die Nierenfunktion

Wie bei allen anderen Organen geht auch die Nierenfunktion mit dem Lebensalter zurück. Der Rückgang beginnt um das 30. Lebensjahr und beträgt etwa 1 % pro Lebensjahr. Er betrifft die glomerulären und die tubulären Funktionen, bleibt allerdings meistens unentdeckt, weil der Plasmaspiegel des Kreatinin durch den gleichzeitigen Rückgang der Muskelmasse kaum ansteigt. Die Kreatininclearance offenbart jedoch sehr rasch den glomerulären Funktionsrückgang. Mit der Cockroft-Gault Formel lässt sich dieser Rückgang auch ohne Clearanceuntersuchung annähernd errechnen:

$$Cl\,(Kr) = \frac{(140 - \text{Alter in Jahren}) \times \text{Gewicht (kg)}}{72 \times Kr\,(mg\%)}$$

Unter den tubulären Funktionen, welche altersbedingt Einbußen erleiden, stehen die Fähigkeiten zur Wasser- und zur Natriumretention sowie die Fähigkeit zur Wasserstoffionenausscheidung im Vordergrund. Nierenerkrankungen, die sich auf diese altersbedingten

Veränderungen lagern, gehören zwar nicht zu den häufigen postoperativen Todesursachen, sie nehmen aber Einfluss auf die postoperative Morbidität. Bei einem Serum-Kreatinin von über 1,2 mg% vor einer Operation steigt das Risiko für eine postoperative Verschlechterung der Nierenfunktion um nahezu 15 %. Eine zusätzliche linksventrikuläre Dysfunktion verschlechtert die Nierenfunktion zusätzlich. Ein Anstieg des Serum-Kreatinins um über 3,0 mg% erhöht das Mortalitätsrisiko auf über 60 %, während ein Anstieg unter 3,0 mg% dieses Risiko immerhin noch um etwa 15 % ansteigen lässt (Hou 1983).

Große Bedeutung für die Erhaltung einer guten postoperativen Nierenfunktion besitzen die Vorsorge für ein ausreichendes Plasmavolumen, die Vermeidung von nephrotoxischen Stoffen (z. B. Röntgenkontrastmittel, Antibiotika, nicht-steroidale Antirheumatika, Gold Präparate, usw.) und die Vermeidung des Auftretens von Infekten (Rodgers 1990).

Der Kohlenhydratstoffwechsel und der Diabetes im Alter

Das höhere Lebensalter ist durch einen Rückgang der Insulinempfindlichkeit, die im wesentlichen durch einen Rückgang der körperlichen Aktivität, durch einen Rückgang der Muskelmasse und durch eine Zunahme des Körperfettes hervorgerufen wird, gekennzeichnet (Tragl 1981). Als Kompensation kommt es zunächst zu einer verstärkten Insulinsekretion mit Hyperinsulinämie, die bei Erschöpfung des Inselzellapparates schließlich einem Insulinmangel und einer Hyperglykämie weicht (Muller 1996). Das Vorliegen eines Metabolischen Syndroms beschleunigt diese Abläufe (Mykkänen 1994). Ausserdem lässt die Anwendung verschiedener Arzneimittel, wie z. B. von Diuretika oder Betablockern die Insulinresistenz ansteigen (Pollare 1989). Ein chirurgischer Eingriff erhöht durch die vom Operationsstress gesteigerte Sekretion von Cortisol und von Katecholaminen den Blutzucker zusätzlich, sodass ein Diabetes mellitus ausgelöst oder ein bereits bestehender Diabetes mellitus zum Entgleisen gebracht werden kann. Darüber hinaus wird ein bereits bestehender Diabetes durch entzündliche Prozesse, welche den chirurgischen Eingriff notwendig machen (Appendizitis, Cholezystitis, Divertikulitis, usw.) oder welche als Zweiterkrankung vorliegen, stets verschlechtert.

Ein unzureichend kontrollierter Diabetes mellitus stellt ein beachtenswertes peri- und postoperatives Risiko dar (Bucerius 2003). Wenn man vom Risiko eines dekompensierten Diabetes mit Exsikkose, Azidose und Elektrolytverschiebung absieht, erhöht auch ein nur mäßig gut eingestellter Diabetes mellitus durch Störung der Chemotaxis und Phagozytose der Leukozyten mit Neigung zu Infekten das postoperative Risiko (Tatar 1987). Darüber hinaus wird durch den Diabetes mellitus auch die Thrombozytenaggregation gesteigert (Winocour 1992) und damit die Gefahr von koronaren und zerebralen Gefäßverschlüssen deutlich erhöht. Aus diesen Gründen ist die sorgfältige therapeutische Einstellung und die ebenso sorgfältige Überwachung des für eine Operation vorgesehenen Diabetikers eine vordringliche Aufgabe, die vielfach mit der Einleitung oder Intensivierung einer Insulintherapie zur Annäherung des Blutzuckers an Normalwerte erreicht wird (Van den Berghe 2001). Dabei muss allerdings ein zu starkes Absinken des Blutzuckers ebenfalls vermieden werden, weil eine eventuell hervorgerufene Hypoglykämie kognitive Defizite oder Arrhythmien auslösen kann.

Die präoperative Diabeteseinstellung

Für die perioperative, medizinische Führung eines Diabetes mellitus besitzen mehrere Faktoren Bedeutung, von denen natürlich die zuletzt geübte Therapie den höchsten Stellenwert aufweist (Tabelle 2). Das Ziel aller Maßnahmen sollte es jedenfalls sein, deutliche perioperative Hyperglykämien aber auch Hypoglykämien zu

Tabelle 2. Faktoren mit Einfluss auf die perioperative Einstellung eines Diabetes mellitus

1. Die bisherige Einstellung
a. Therapie (Diät, orale Antidiabetika, Insulin, anderes)
b. Frequenz der Blutzuckerkontrollen
c. Erhobene Blutzuckerwerte

2. Eventuelle Komplikationen des Diabetes
(Retinopathie, Nephropathie,Neuropathie, Gefäßschäden, diabetischer Fuß)

3. Geplanter chirurgischer Eingriff (Zielorgan, Zeitablauf)

4. Geplante Anästhesie (lokal, allgemein, regional)

vermeiden. Bedingt durch die Vielfalt der möglichen Formen des Diabetes und der möglichen Stadien, bedingt durch die Vielzahl der möglichen Therapien und nicht zuletzt erzwungen durch eventuell vorliegende Komplikationen des Diabetes oder durch die geplante chirurgische und anästhesiologische Vorgangsweise kann es zur präoperativen Diabeteseinstellung nur Richtlinien geben.

Zu den allgemeinen Richtlinien bei chirurgischen Eingriffen an diabetischen Patienten gehört, dass am Morgen des Operationstages und nach der Operation der Blutzucker erhoben wird und dass bei elektiven Operationen der Zeitpunkt des Operationsbeginnes möglichst früh am Tage angesetzt wird, um die üblichen Abläufe von Essenszeiten und therapeutischen Anwendungen möglichst wenig zu verändern bzw. zu stören.

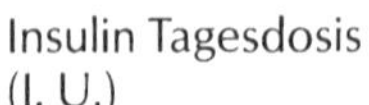

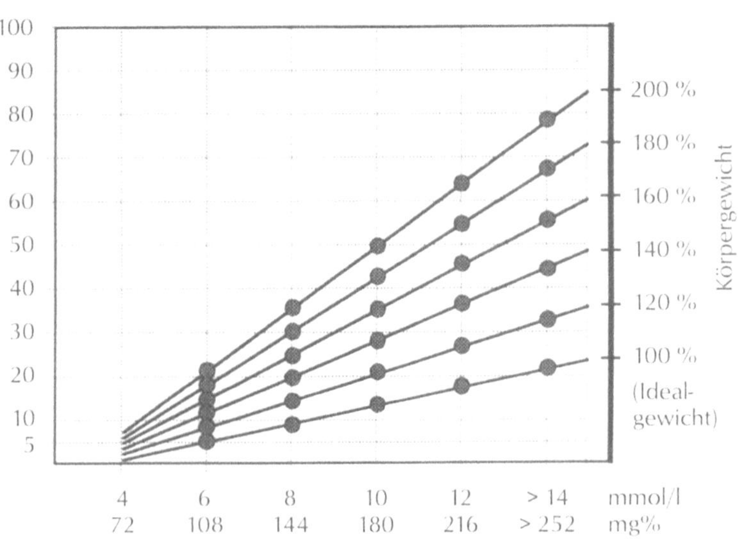

Abb. 1. Insulin Tagesbedarf bei Diabetes Mell. Typ II (nach Holman 1985)

Diätetisch eingestellte Diabetiker

Im Allgemeinen bedarf es in dieser Gruppe von Typ II Diabetikern keiner präoperativen Insulinverabreichung, mit der Ausnahme eines stark erhöhten Blutzuckers. Eine i. v. Zufuhr von 5 %-Glukose ist nur in jenen Fällen notwendig, in welchen man sich aus Gründen eines höheren Blutzuckers, der langen Dauer der Operation oder bei Vorliegen einer massiven Infektion zu einer begleitenden Insulinverabreichung entschlossen hat. Eine solche begleitende Glukose-Insulin-Verabreichung kann auch notwendig werden, wenn der Zeitraum zwischen dem Ende der Operation und der Aufnahme der üblichen Essgewohnheiten aus welchen Gründen immer zu lange wird. Die Insulingabe sollte subkutan und mit einem kurz wirksamen Insulin erfolgen. Die Dosis der Insulininjektion richtet sich in erster Linie nach dem Zustand des Patienten (Sepsis, Intensivbedarf), ansonst nach dem bisherigen Insulin Tagesbedarf, wobei letzterer wiederum einem Nomogramm von R. R. Holman (1985), in welchem der aktuelle Blutzucker und das Körpergewicht berücksichtigt werden, entnommen werden kann (Abb. 1). Das Gleitschema von S. J. Jacober (1999) gibt schließlich Auskunft über jenen Anteil der Tagesdosis, der als unmittelbarer Insulinbedarf subkutan verabreicht werden sollte (Tabelle 3). Sollte es darüber hinaus präoperativ oder intraoperativ zu einer Insulinverabreichung gekommen sein, dann ist

Tabelle 3. Perioperativer Insulinbedarf ermittelt nach dem Insulin-Tagesbedarf (ITB) (nach S. J. Jacober)

Blutzucker	Maßnahmen
Unter 70 mg%	Kontrolle des Blutzuckers und der Diabetes-Einstellung
Bis 200 mg%	Kein Insulin
200–250 mg%	1/30 des ITB
250–300 mg%	2/30 der ITB
300–350 mg	3/30 des ITB
350–400 mg%	4/30 des ITB
400–450 mg%	5/30 des ITB
über 450 mg%	Kontrolle des Blutzuckers und der Diabetes-Einstellung

nicht nur eine postoperative sondern auch eine intraoperative Blutzuckerkontrolle angezeigt.

Oral eingestellte Diabetiker

Die orale Medikation für den Diabetes mellitus sollte am Morgen des Operationstages differenziert eingenommen werden: Bei voraussichtlich kurzdauernden Operationen kann bei bisher geübter Sulfonylharnstoff Medikation auf die präoperative Verabreichung verzichtet werden. Bei voraussichtlich länger dauernden Operationen sollte die halbe, bisher geübte Dosierung gegeben werden. Die Einnahme von Biguaniden (Metformin) am Operationstag ist nicht zu empfehlen, um das Risiko einer Laktazidose zu vermeiden. Auch auf die präoperative Verabreichung von Resorptionshemmern und auch Glitazonen kann verzichtet werden. Ähnlich wie bei den diätetisch eingestellten Diabetikern ist über eine zusätzliche Insulintherapie auf Basis der erhobenen Blutzuckerwerte zu entscheiden. Die Insulindosierung kann wiederum dem Gleitschema von S. J. Jacober entnommen werden. Außerdem sollte ab der Einnahme der oralen Medikation mit einer langsamen Infusion von 500 ml Glucose (60–150 gtt/min) begonnen werden. Diese ersetzt mit ihren 2 WBE das ausfallende Frühstück und verhindert eine Hypoglykämie innerhalb der perioperativen Fastenzeit.

Insulin behandelte Diabetiker

Grundsätzlich sollte für insulinabhängige Diabetiker die gewohnte Insulinbehandlung mit gewohnter Dosis und mit subkutaner Applikation beibehalten werden. Es ist jedoch zu empfehlen, dass die Verwendung eines verzögert wirksamen Insulins besonders bei instabilen Patienten oder bei Operationen mit hohem Risiko schon vor der Operation gegen ein kürzer wirksames Insulin getauscht wird, um das Risiko von Hypoglylkämien zu minimieren. In allen jenen Fällen, in welchen der Patient besonders scharf eingestellt ist, ist es ratsam, die Insulindosis am Vorabend der Operation gering zu reduzieren. Wenn, wie empfohlen, die Operation früh am Morgen angesetzt ist und die Operationsdauer kurz zu erwarten ist, sollte mit dem Frühstück und damit auch mit der üblichen morgendlichen Insulinverabreichung bis nach der Operation zugewartet werden.

Sollte dagegen die Operationsdauer sehr lange erwartet werden und das Frühstück überhaupt ausfallen, dann muss Insulin präoperativ, jedoch in einer geringeren Dosis verabreicht werden. Diese Dosis sollte zwei Drittel der Tagesdosis betragen, wenn die Tagesdosis üblicherweise als Einmaldosis verabreicht wurde. War die Tagesdosis jedoch in mehreren Portionen verabreicht worden, dann sollte nur die Hälfte der üblichen Teilinjektionen gegeben werden.

Die Kohlenhydratzufuhr über eine 5 %ige Glukoseinfusion ist, wie oben erwähnt, immer zu empfehlen mit der Hälfte der Insulin Tagesdosis subkutan als Intermediär-Insulin. Die weitere Insulindosis sollte sich nach den laufend (mindestens zwei-stündlich) erhobenen Blutzuckerwerten richten. Bei sehr lange dauernden Operationen, wie z. B. Transplantationen, neurochirurgischen Operationen oder koronaren Bypass Operationen ist der Umstieg von der subkutanen Verabreichung des Insulin auf die Insulininfusion notwendig, weil ansonst die Blutzuckerschwankungen zu groß werden könnten. Allerdings sollten unter einem Insulin Infusionsregime nicht nur der Blutzucker stündlich sondern auch die Elektrolyte (cave Kalium) in mehrstündlichen Intervallen kontrolliert werden, um Korrekturen rasch zu ermöglichen. Eine solche Infusion sollte am Morgen des Operationstages beginnen und es sollten die einzelnen Infusionsbestandteile (Glukose, kurz wirksames Insulin, ev. Kalium) getrennt verabreicht werden, um eine größere Flexibilität zu gewährleisten.

Postoperativ sollte aus Gründen der Prognose besonders bei Intensivpatienten eine Normoglykämie angestrebt werden, ansonst kann das ursprüngliche, präoperative Behandlungsschema für den Diabetes mellitus wieder aufgenommen werden, wenn der Patient seine vorgesehene Diät wieder oral aufnehmen kann. Bis dahin müssen die Glukoseinfusion und die Insulinverabreichung fortgesetzt werden. Sollte der Patient präoperativ Metformin genommen haben, dann ist eine Wiederaufnahme dieser Therapie erst dann zu empfehlen, wenn keine Hinweise für ein (postoperatives) Nieren- oder Leberversagen und kein Hinweis für eine kardiale Dekompensation vorliegen.

Der Immunstatus und Infektionen

Die Immunabwehr wird mit zunehmendem Lebensalter immer schwächer (Horan 1997). Der Rückgang der zellulären Immunität und der Rückgang der Synthese von Immunglobulinen sind dabei die entscheidenden Veränderungen und sind multifaktoriell bedingt. Genetische Faktoren, die Ernährung, die psychische Verfassung und natürlich auch auftretende Krankheiten spielen dabei die größte Rolle (Felser 1983, Gianni 1997).

Der Rückgang der Immunabwehr hat starke Auswirkungen auf das Auftreten und auf den Verlauf von Infekten, doch spielen viele andere Faktoren eine zusätzliche Rolle (Tabelle 4). Harnwegsinfekte, Wundinfektionen und Bronchopneumonien gehören postoperativ zu den häufigsten Infektionen (Kereselidze 1984). Was den Verlauf anlangt weist die Pneumonie die schwersten Folgen auf und es nimmt die Mortalität der Pneumonie zwischen dem jugendlichen und dem hohen Lebensalter nahezu um das 10fache zu (Garibaldi 1986). Besonders Menschen, die in Pflegeheimen leben sind durch Infektionen und die damit in Zusammenhang stehende Mortalität gefährdet (Yoshikawa 1996).

Harnwegsinfektionen gehören zu den häufigsten postoperativen Infektionen und sind, so wie die nosokomial erworbenen Harnwegsinfekte überhaupt auf Harnblasenkatheter zurückzuführen (Allen 1981). Aus diesem Grunde sollten solche Katheter auch nur mit strenger Indikation gesetzt werden. Liegt eine solche Indikation aber vor, dann führt die Anwendung von Einwegsystemen zur geringeren Häufigkeit von Infektionen. Das Auftreten von Wundinfektio-

Tabelle 4. Ursachen der Infektanfälligkeit im höheren Alter

A. Allgemeine Ursachen	
	1. Malnutrition
	2. Dehydratation
	3. Durchblutungsstörungen
	4. Immobilität
	5. Krankheiten (Diabetes mellitus)
B. Spezielle Ursachen	
	1. Blasenkatheter
	2. Inkontinenz
	3. Fehlender Hustenreiz (Muskelschwäche, starrer Thorax)
	4. Aspiration
	5. Herzklappenveränderungen
	6. Dekubitalgeschwüre
	7. Ulcus cruris

nen steht einerseits mit der peri- und postoperativen Hygiene bzw. mit einer bakteriellen Kontamination, mit der chirurgischen Technik und mit der zur Anwendung gelangten Antibiotika Prophylaxe in Zusammenhang. Eine vorschriftsmäßige Händedesinfektion der Chirurgen, die Desinfektion des Operationsgebietes am Patienten und die überprüfte Sterilisation der Operationsgüter (Instrumente, Tücher, usw.) gehören zu den wichtigsten Maßnahmen (Nicolle 1992). Dennoch ist es gelegentlich unvermeidbar, dass verschmutzte Operationsgebiete (Unfälle, intestinale Operationen) oder endogene Infektionen des Patienten (oberer Respirationstrakt, Urogenitaltrakt, Endokarditis, Sepsis) in Kauf genommen werden müssen. Solchen Verschmutzungen oder Infektionen muss durch eine adäquate Antibiotikaprophylaxe und -therapie Rechnung getragen werden.

Die Beurteilung des Operationsrisikos

Für die Beurteilung des Operationsrisikos spielen viele Faktoren eine Rolle. Sie weisen einerseits zum betroffenen Patienten und andererseits zum geplanten Eingriff eine Beziehung auf und lassen sich in 3 Gruppen zusammenfassen:

1. Patientenspezifische, allgemeine Kriterien
2. Organspezifische Kriterien
3. Geplanter chirurgischer Eingriff

Allgemeine Kriterien

Bei den allgemeinen und operationsrelevanten Kriterien des Patienten kommt seinem funktionellen Status große Bedeutung zu. In groben Zügen gliedert sich dieser Status in den geistigen Zustand und in die körperliche Mobilität und der sich aus beiden ergebenden Selbstständigkeit des Patienten. Auch dem Ernährungszustand kommt als Operationsrisiko Bedeutung zu. Die Schwere der aktuellen Erkrankung und eine eventuell vorliegende Multimorbidität belasten dieses Kalkül zusätzlich. Die Multimorbidität ist zwar eine bedauerliche, jedoch charakteristische Erscheinung des höheren Alters. Sie ist Ausdruck der Disposition sowohl für akute wie auch für chronische Erkrankungen, welche sich nicht zuletzt durch den Rückgang der Organfunktionen ergibt, und wird auch durch Obduktionen bestätigt (Abb. 2) (Franke 1982).

Die Rolle des Lebensalters als Risikofaktor für einen chirurgischen Eingriff wird in Multivarianzanalysen als gering erachtet (Velanovich 1993), die höhere Lebenserwartung des Patienten sollte darüber hinaus als positives Signal gesehen werden.

Die Amerikanische Gesellschaft für Anästhesiologie (ASA) hat sich dem Problem des Operationsrisikos schon sehr früh gestellt (Saklad 1941) und den damals erhobenen präoperativen Status der Patienten laufend weiter verfolgt und weiter bewertet. Eine in diesem Rahmen erstellte Klassifikation des präoperativen Patientenzustandes (Dripps 1961) steht auch heute noch in Verwendung (Tabelle 5)

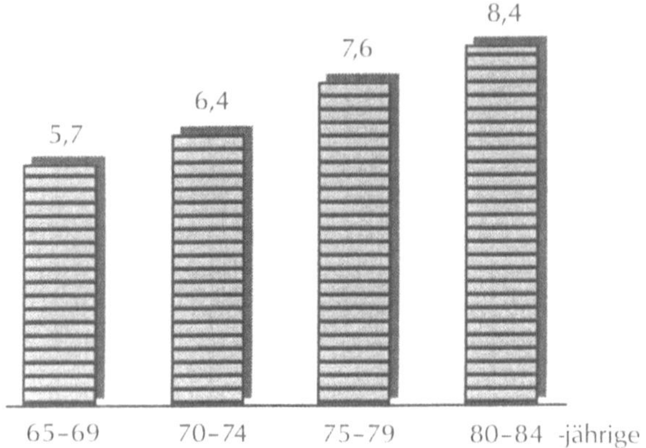

Abb. 2. Altersabhängige Zunahme der Organdiagnosen pro Patient bei 100 Sektionen (Franke 1982)

Wenn die postoperative Mortalität zu dieser ASA Klassifikation in Beziehung gebracht wird, dann ergibt sich auch hier, dass wohl der Zustand des Patienten, nicht aber sein Lebensalter für die Mortalität eine entscheidende Rolle spielen (Marx 1973).

Organspezifische Kriterien

Intra- und postoperative kardiale Komplikationen gehören zu den größten und auch häufigsten Risken bei älteren Patienten, besonders in jenen Fällen, in welchen diese Patienten bereits früher

Tabelle 5. ASA Klassifikation des Operationsrisikos unter Berücksichtigung des klinischen Zustandes des Patienten (Dripps 1961)

Klasse I	Gesunder Patient und elektiver Eingriff
Klasse II	Patient mit leichter systemischer Erkrankung
Klasse III	Patient mit schwerer, jedoch nicht behindernder Erkrankung
Klasse IV	Behindernde, vital bedrohende Erkrankung
Klasse V	Patient mit weniger als 24 Stunden Lebenserwartung

eine Herzerkrankung durchgemacht haben. L. Goldman (1977) war einer der Ersten, der sich diesem Problem gestellt, einen brauchbaren, kardialen Risiko-Index erstellt und diesen in Folge auch überarbeitet hat (Goldman 1983) (Tabelle 7). Hinweise für eine kardiale Dekompensation sind in dieser Risikotabelle am höchsten bewertet, gefolgt von einem in den letzten 6 Monaten durchgemachten Myokardinfarkt und gehäuften atrialen oder ventrikulären Extrasystolen (Goldman 1983, Ashton 1993). Tatsächlich sind Herzerkrankungen für über 10 % aller postoperativen Komplikationen und für etwa 20 % aller postoperativen Todesfälle verantwortlich (Seymour 1983) (siehe Seite 43).

Nicht nur kardiale Erkrankungen erhöhen das Risiko für eine postoperative Morbidität oder Mortalität. Auch das Vorliegen von pulmonalen oder renalen Funktionseinschränkungen oder gar Erkrankungen oder auch das Vorliegen einer Anämie steigern dieses Risiko (Carson 1996). Hinweise über eine reduzierte Lungen- oder Nierenfunktion sind sowohl im Goldman Index wie auch im Detsky Index (Detsky 1986) berücksichtigt (siehe Seite 45). Auch der später von T. H. Lee erarbeitete Index bezeichnet die eingeschränkte Nierenfunktion als Hochrisikofaktor für einen chirurgischen Eingriff. Die eingeschränkte Lungenfunktion scheint zwar als Risikofaktor für postoperative Komplikationen im Lee Index nicht auf, dennoch kann nicht übersehen werden, dass präexistente Lungenprobleme ein Risiko für den postoperativen Ausgang darstellen und dass tatsächlich ein höherer Anteil der Patienten an postoperativen, pulmonalen Komplikationen leidet (Seymour 1986).

Das Risiko der Notfall-Operation

Das Lebensalter selbst besitzt als Risikofaktor für chirurgische Eingriffe eine eher geringe Bedeutung, solange diese Eingriffe elektiv durchgeführt werden. Das Ausmaß der Dringlichkeit einer Operation steht zwar in jedem Lebensalter mit der Höhe des Risikos in enger Beziehung, es erhält jedoch mit zunehmendem Alter immer mehr Gewicht. Dazu gesellen sich als Risikofaktoren die Körperregion, in der die Operation stattfinden muß, und vor allem auch die wieder mit dem Lebensalter in enger Beziehung stehende Multimorbidität. Es ist nicht überraschend, dass ein hoher Anteil aller Notfall Operationen an älteren Menschen durchgeführt wird. Gründe dafür sind in erster Linie die Symptomenarmut der Krankheiten im

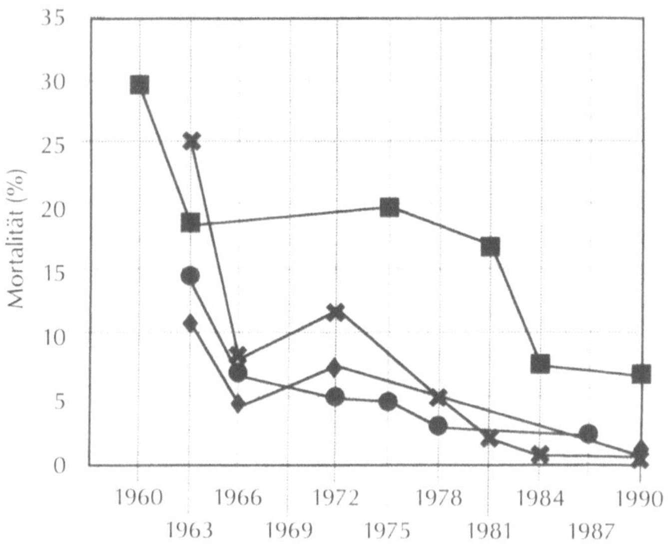

Abb. 3. Rückgang der Operations-Mortalität (nach P. Ryan 1960, J. F. Skinner 1964, E. D. Foster 1986, D. R. Milamed 1994). ◆ > 60 Jahre, ● > 70 Jahre, ✖ > 80 Jahre, ■ Notfall-OP

Alter, die ein eben erst beginnendes Gesundheitsproblem nicht erkennen lässt, aber auch die oft sehr rasche Progredienz vieler Krankheiten in diesem Lebensabschnitt (Burns-Cox 1997). Dazu kommt die Zurückhaltung, mit der sowohl ältere Menschen wie auch Ärzte chirurgischen Eingriffen im höheren Alter gegenüberstehen.

Die größte Bedeutung für den Ausgang einer Operation spielt, ob sie elektiv durchgeführt werden kann oder ob sie als Notfall-Operation durchgeführt werden muss (Abb. 3). Der Großteil aller Notfall-Operationen betrifft mit über 50 % die Abdominalchirurgie, die mit der Eröffnung der Peritonealhöhle auch zum großen Risiko wird. Unter den Bauchoperationen stehen Eingriffe am Dickdarm mit etwa 25 %, an der Bauchwand und am Magen mit je 17 % und am Gallensystem mit 11 % im Vordergrund (Keller 1987). Sie alle haben in der Regel mit schweren lokalen Entzündungen (Appendizitis, Divertikulitis, Gallenblasenempyem, usw.) zu tun oder mit Perforationen dieser Hohlorgane oder aber auch mit einem Obstruktions- oder paralytischen Ileus. Die Einführung der laparaskopischen Operationen hat das chirurgische Risiko zwar deutlich senken jedoch nicht völlig beseitigen können. Allerdings haben mit dieser Methode die chirurgischen Möglichkeiten und damit die Zahl der Eingriffe gerade beim älteren Patienten zugenommen (Schwander 1999). Die Vorteile des laparaskopischen Eingriffes sind zahlreich und reichen von der kleinen Inzision mit geringem Trauma und geringem Operationsstress bis hin zum geringen postoperativen Schmerz und der rascheren Mobilisierbarkeit des Patienten. Allerdings darf die Belastung gerade des älteren Patienten durch die Luftinsufflation nicht unterschätzt werden. Sowohl die Zunahme des systemischen Gefäßwiderstandes mit Blutdruckanstieg und konsekutiver kardialer Belastung wie auch der Zwerchfellhochstand und der Druck auf die vena cava inferior sind Folgen des Pneumoperitoneums (Efron 2001).

Zu den Operationen mit sehr hohem Risiko zählen die Eingriffe an der Gallenblase und an den Gallenwegen, von denen vor allem Frauen betroffen sind. Nahezu die Hälfte der Eingriffe am Gallensystem erfolgen im höheren Alter als Notfall-Operationen (Margiotta 1988) und können als solche mit einer Mortalität bis über 10 % belastet sein (Morrow 1978). Bei Vorliegen eines Diabetes mellitus, bei erhöhtem Serum-Bilirubin, bei erhöhtem BUN und natürlich im septischen Schock steigt die Mortalitätsrate weiter an (Su 1992). Der Grund für das hohe Risiko der Gallenwegschirurgie im höheren Alter liegt im vielfach symptomarmen bis symptomlosen Verlauf der Erkrankung im Alter, im oft fehlenden Temperaturanstieg bei Infekten und einer ebenso oft fehlenden Leukozytose. Die Symptomenarmut dieser Erkrankung im Alter sollte bei einem akuten gesundheitlichen Verfall eines Patienten ohne weitere diagnostische Hinweise immer auch Anlass für eine Ultraschalluntersuchung des Abdomens sein.

Die Körperregion als Operationsrisiko

Das Risiko des chirurgischen Eingriffes für eine Morbidität oder Mortalität des Patienten steht sehr eng mit der Lokalisation dieses Eingriffes in Zusammenhang. Bei Operationen im Thorax- und im Peritonealraum oder bei Operationen an der Bauchaorta oder an großen Blutgefäßen kann das Risiko um ein Vielfaches steigen (Gunshefsky 1990, Criado 1993). Knochenbrüche nach Stürzen weisen mit zunehmendem Alter eine steigende Inzidenz und ein steigendes Risiko auf. Proximale Schenkelhalsfrakturen zählen zu den schwerwiegendsten Sturzfolgen (Cooper 1993). Hüftoperationen nach Schenkelhalsfrakturen weisen ein hohes Operationsrisiko auf, welches etwa 4 % im Krankenhaus und bis zu 17 % im ersten postoperativen Jahr beträgt (Magaziner 1989). Risikofaktoren für einen fatalen Ausgang dieser Operation sind neben dem hohen Lebensalter noch der Aufenthalt in einem Pflegeheim und das Vorliegen von Komorbiditäten (Lu-Yao 1994). Zu den häufigsten Komplikationen nach einer Hüftgelenkschirurgie gehören in erster Linie die tiefe Beinvenenthrombose und die Lungenembolie, aber auch das Druckgeschwür, das Delirium sowie die Harnretention und der Harnwegsinfekt (Gruber 1986).

Die Erfahrung des Chirurgen

In die Bewertung des chirurgischen Risikos gehört auch die Erfahrung, welche das chirurgische Team in die Operation einbringt, wobei die Erfahrung in unmittelbarer Beziehung zur Zahl der entsprechenden durchgeführten Operationen steht (Grumbach 1995). Untersuchungen zur Frage der Bedeutung der Erfahrung des Chirurgen für den Ausgang eines chirurgischen Eingriffes bzw. für die postoperative Morbidität und Mortalität sind ursprünglich von den Krankenkassen und von ärztlichen Vereinigungen geführt worden (Hofer 1996). Dabei wurden chirurgische Abteilungen mit großer Erfahrung, das sind „high volume hospitals" (HVH) mit solchen Abteilungen verglichen, die weniger Erfahrung, „low volume hospitals" (LVH) aufweisen. Untersuchungen von elektiven Operationen belegen darüber hinaus, dass Abteilungen mit hohen Operationszahlen (HVH) für bestimmte Operationen auch die geringste Mortalität aufweisen. Offenbar profitieren besonders die schwierigsten Operation in HVH durch den Rückgang der Mortalität. Es sind dies Operationen an den großen Blutgefäßen (Aorta, Carotis), Bypass-Operationen an den Koronargefäßen und an Blutgefäßen der unteren Extremitäten, Herztransplantationen sowie Operationen eines Ösophagus- oder eines Pankreaskarzinoms (Dudley 2000). Dieser Rückgang der Mortalität in HVH trifft auch auf das Mamma-Karzinom zu, wenn sie 5 Jahre nach der Operation überprüft wurde (Roohan 1998). Rezente Untersuchungen zu diesem Thema zeigen allerdings, dass für die niedrige Mortalität schwieriger Operationen weniger das „high volume hospital" als vielmehr das „high surgeon volume" verantwortlich ist (Birkmeyer 2003).

Es ist gut verständlich, dass die Umsetzung einer Vorgangsweise, schwierige Operationen nur in HVH durchzuführen, auf große Schwierigkeiten stößt. Notfall-Operationen, lange Anfahrtswege zum HVH aber auch die Überlastung der HVH werden eine solche Politik in vielen Fällen nicht erlauben. Auch muss bedacht werden, dass mit dieser Vorgangsweise Ausbildungsprobleme für die Chirurgen in LVH entstehen. Mit dem Ziel, die Operationsmortalität zu senken, sollte sie jedoch im Auge behalten werden.

Die Anästhesie

Das Risiko

Eine retrospektive Untersuchung über die durch die Anästhesie verursachte operative Mortalität innerhalb von 24 Stunden postoperativ ergab für das Jahr 1960 einen Todesfall bei 5500 Anästhesien, für das Jahr 1970 einen Todesfall bei 10250 Anästhesien und für das Jahr 1984 einen Todesfall bei 26000 Anästhesien (Holland 1987). Dieser Rückgang der auf die Anästhesie bezogenen Mortalität wird noch viel eindrucksvoller, wenn man bedenkt, dass im Jahre 1984 Operationen durchgeführt wurden (z. B. Transplantationen), die es im Jahre 1960 noch gar nicht gegeben hatte. In einer prospektiven Studie (Confidential Enquiry into Perioperative Death - CEPOD-Projekt), in welche nahezu 1 Million Operationen eingeschlossen waren (Buck 1987), wurde gezeigt, dass einer von 850 operierten Patienten 1 Monat nach der Operation nicht überlebt hat. Todesursache war für 67,5 % der postoperativ Verstorbenen ihr Grundleiden oder Komplikationen dieses Grundleidens, für 30 % waren es die Folgen des operativen Eingriffes und nur 1 Patienten aus 185000 Anästhesien verstarb aus rein anästhesiologischer Ursache. Eine indirekte Beteiligung der Anästhesie an den Todesursachen ließ sich in einer von 1500 Anästhesien herstellen. Ähnliche Ergebnisse waren in weiteren Untersuchungen zu erzielen (Warner 1993a, Tikkanen 1995).

Bei solchen Untersuchungen weisen über 80-jährige Patienten eine um das 3,3-fache höhere Mortalität auf als jüngere Patienten (Cohen 1988). Durch die laufenden Verbesserungen der online Überwachungsmöglichkeiten von physiologischen Parametern (Pulsoxymetrie, Capnometrie, ST-Analyse, usw.), durch den sicheren Atemwegszugang, durch die individuell einstellbaren Betamungstechniken und durch eine immer besser steuerbare Verabreichung von Arzneimitteln kommt es außerdem mit zunehmendem Lebensalter zu einer Verschiebung der Risken und damit der operativen Mortalität aus der perioperativen in die postoperative Phase. Damit gewinnen auch die postoperativen Langzeituntersuchungen an Bedeutung. Eine solche postoperative, prospektive Nachuntersuchung über einen Zeitraum von durchschnittlich 20 Monaten (28,6–12,8 Monate) von Patienten, welche über 70 Jahre alt waren, ergab, dass Patienten mit postoperativen pulmonalen Komplikationen 2,4-mal häufiger und Patienten mit renalen Komplikationen 6,1-mal häufiger verstarben als Patienten ohne diese Komplikationen (Manku 2003a). Insgesamt verstarben in dieser Studie im Beobachtungszeitraum 31,7 % der Patienten. Was die postoperative Lebensqualität anlangt gaben 75 % der überlebenden Patienten an, dass ihr postoperativer Gesundheitszustand besser oder vergleichbar mit der Zeit vor der Operation wäre (Manku 2003b).

Anästhesie und Hirnfunktion

Lange Zeit wurde der Einfluss der Anästhesie auf die Hirnfunktion als zweitrangig betrachtet, da das Leben und die Gesundheit der Patienten durch respiratorische und durch kardiovaskuläre Komplikationen unmittelbar und durch Schädigungen der Nieren und der Leber mittelbar bedroht waren. Mit den Fortschritten in der Medizin und damit auch in der Anästhesie war ein Rückgang der lebensgefährdenden Risken verbunden. Damit konnte sich die Anästhesiologie zunehmend mit der postoperativen Lebensqualität beschäftigen (Manku 2003b). Bei der Beeinflussung des Gehirnes durch Operation und Narkose stehen das postoperative Delirium und das postoperative kognitive Defizit (POCD) im Vordergrund.

Das postoperative Delirium stellt eine akute Dysfunktion des Gehirns dar. Sie tritt in der Regel einen bis drei Tage nach der Operation auf, ist meistens eine Begleiterscheinung der organischen Morbidität und führt fast immer zu einer Verlängerung des Spitalsaufenthaltes (siehe Das postoperative Delirium S. 68).

Das POCD ist Folge einer meist transienten subtilen Schädigung des Gehirnes, welche zwar in Tests objektivierbar ist, aber den Außenstehenden in vielen Fällen kaum auffällt (Dodds 1998). Der Patient bemerkt es subjektiv in Form von Konzentrationsschwächen, von Merkstörungen mit Abnahme der Lernfähigkeit, von Erinnerungslücken und in Form von Problemen beim Rechnen und in der psychomotorischen Geschicklichkeit. Diese Leistungsschwäche des Gehirns kann wegen der erhalten gebliebenen Intelligenz meist gut kompensiert werden. Da das POCD am stärksten und deutlichsten nach Herzoperationen mit kardiopulmonalem Bypass auftritt (Venn 1995) und häufig den durch die Herzlungenmaschine produzierten Mikroembolien (Luft, Gerinnsel, Gewebe) zugeschrieben wurde, fand es bei den nicht-kardiologischen Operationen wenig Beachtung. Eine umfangreiche Multicenterstudie fand dagegen bei über 60-jährigen Patienten nach nicht-kardiologischen Operationen eine Woche nach der Operation eine 25 %ige Prävalenz von POCD (Moller 1998). Das Auftreten und der Umfang des POCD korrelierte in dieser Studie positiv mit dem Lebensalter, der Dauer der Anästhesie, dem Auftreten postoperativer Infektionen, dem Auftreten respiratorischer Probleme und war negativ korreliert mit dem Bildungsstatus des Patienten. Hypoxische oder hypotone Krisen hatten keinen Einfluss auf das Auftreten des POCD. Drei Monate nach der Operation zeigten noch immer 10 % dieser Patienten leichte Anzeichen von POCD, wobei eine signifikante Korrelation nur mehr mit dem Lebensalter und mit der chronischen Einnahme von Benzodiazepinen gegeben war.

Mit der Frage, ob das POCD von den zerebral dämpfenden Anästhetika ausgelöst wird, wurden Patienten nach Allgemeinnarkose mit solchen nach Regionalanästhesie verglichen. Zur Überraschung ergaben Kontrollen bis zu 6 Monate nach der Operation keinen Unterschied in der Inzidenz oder in der Dauer von POCD zwischen den beiden Anästhesieverfahren (Nielson 1990, Williams-Russo 1995). Es ist allerdings möglich, dass Sedativa und besonders Benzodiazepine mit langer Halbwertzeit, die in der Operationsvorbereitung sowohl bei Allgemein- wie auch bei Regionalanästhesie verabreicht werden, zum Auftreten des POCD beitragen (Chung 1989). Dabei ist eine Sedierung gerade bei älteren Patienten, die meistens weniger emotionell zur Operation gehen, selten angezeigt. Darüber hinaus schlafen Patienten auch ohne zentrale Dämpfung während einer Operation in Regionalanästhesie nicht selten ein. Fehlende äußere Reize reduzieren den Stress und fördern den Schlafzustand. Da bei rückenmarksnahen Regionalanästhesien fast 70 % des Körpers sensorisch, motorisch und vegetativ blockiert sind, entsteht durch dieses Ausschalten externer Reize ein starker Sedierungseffekt (Schaer 1998).

Alle bisher angenommenen Ursachen des POCD sind spekulativ. In letzter Zeit haben allerdings klinische Untersuchungen, aber auch Tierversuche, zur Vermutung Anlass gegeben, dass eine Hemmung der zerebralen cholinergen Funktionen das POCD verursacht (Gallagher 1995, Russell 1996, Smith 1995). Vielleicht könnte in Zukunft eine Stimulierung der cholinergen Rezeptoren oder eine Hemmung der Azetylcholinesterase im Gehirn das Auftreten eines POCD reduzieren, verkürzen oder gar verhindern. Jedenfalls ist die Erforschung des POCD und seiner Vermeidung keineswegs abgeschlossen und bleibt eine Herausforderung für die Zukunft.

Anästhesie-Techniken

Trotz der genannten Fortschritte der Anästhesie birgt dieses Fach für individuelle Fälle Risken an Nebenwirkungen, die vorübergehende oder bleibende Schäden nicht ausschließen. Um solche Schäden zu vermeiden bzw. zu minimieren und um Indikationen und Kontraindikationen bestimmter Anästhesietechniken und in der Anästhesie verwendeter Arzneimittel bei vorliegenden Krankheiten oder Leiden (Diabetes mellitus, Hypertonie, Koronarinsuffizienz, Leber- und Nierenleiden, usw.) beachten zu können, bedarf es auch verlässlicher Informationen und entsprechender präoperativer Vorbereitungen durch den Hausarzt bzw. durch den Internisten. Diese Informationen sollten auch in die Auswahl der für den Patienten optimalen Anästhesietechnik einfließen. Zu entscheiden ist jeweils zwischen verschiedenen Techniken der Allgemeinanästhesie (Vollnarkose) bzw. einer Regionalanästhesie. Die Allgemeinanästhesie erfolgt als Inhalations- oder intravenöse Anästhesie bzw. als Masken-, Larynxmasken- oder Intubationsnarkose. Zu den Regionalanästhesien gehören die rückenmarksnahen Anästhesien oder die großen Nervenblockaden für die obere und untere Extremität.

Allgemeinanästhesie

Von einer Narkose ist zu erwarten, dass sie den Patienten für die Zeit des operativen Eingriffes reversibel in einen Zustand mit Bewusstlosigkeit, Muskelrelaxation und fehlender Reaktion auf Schmerz und Stress (vegetative Blockade) versetzt. Die dabei verwendeten Substanzen müssen als reversibel toxisch angesehen werden. Für die Narkose von älteren Patienten ist die Frage von Bedeutung, ob die in der Anästhesie verwendeten Substanzen im höheren Alter das Risiko der Anästhesie erhöhen. Wenn man davon ausgeht, dass mit zunehmendem Alter die erforderliche Wirkungsdosis aller Arzneimittel geringer wird, sind alle Anästhesietechniken bei organisch gesunden Patienten in jedem Alter anwendbar. Jedenfalls gibt es primär keine Präferenz für eine Inhalationsnarkose oder für eine intravenöse Anästhesie. Von größter Bedeutung allerdings ist die Funktion der vom Anästhetikum im weitesten Sinne betroffenen Organe. Sie sind für die Toxizität der verwendeten Arzneimittel von entscheidender Bedeutung. Damit rücken auch der Gesundheitszustand des Patienten bzw. sein Grundleiden und die Multimorbidität in den Vordergrund.

Die individuellen Unterschiede besonders der Körperzusammensetzung (magere, adipöse oder muskulöse Patienten) haben auch eine individuelle Pharmakokinetik eines Arzneimittels (Anästhetikums) zur Folge, sodass die Narkose immer, besonders aber bei betagten und hochbetagten Patienten diesen individuellen Gegebenheiten angepasst werden muss.

Die Inhalationsanästhesie

Inhalationsanästhetika müssen als die Klassiker der Anästhesie bezeichnet werden. Erst vor etwa 50 Jahren haben die Halogenwasserstoffe das Lachgas, den Äther und das Chloroform abgelöst. Die geringe therapeutische Breite der Halogenwasserstoffe macht jedoch präzise Dosierungsgeräte notwendig. Diese Dosierungsgeräte sowie die Einführung von intravenösen Anästhetika und Muskelrelaxantien haben die Qualität der Anästhesie sprunghaft verbessert.

Die Inhalationsanästhestika sind leicht steuerbar, weil sie über die Lunge zugeführt aber auch wieder abgeatmet werden. Ihre Wirkungskonzentration wird in „minimal alveolar concentration" (MAC) angegeben. Eine MAC ist jene Konzentration, bei welcher 50 % der Patienten nicht mehr auf äußere Reize reagieren. Die MAC nimmt pro Altersdekade um etwa 6 % ab (Mapleson 1996). Ein 80-Jähriger benötigt daher nur mehr 50 % der Konzentration eines Inhalationsanästhetikums bei einem Säugling. Dazu kommt, dass beim älteren Patienten jener Anteil der Inhalationsanästhetika, welcher ins Gewebe absorbiert und dort zum Teil metabolisiert wird, immer langsamer ausgeschieden wird. Diese Metabolite können toxisch sein. Beim älteren Patienten erweisen sich deshalb jene Anästhetika von Vorteil, bei denen ein möglichst geringer Anteil der absorbierten Substanz metabolisiert wird. Während diese Metabolisierungsrate beim Halothan noch 25–40 % beträgt, liegt sie beim Enfluran nur mehr bei 2–8 %, bei Sevofluran bei 1–5 % sowie bei Isofluran und Desfluran gar nur mehr bei 0,2 %. Die langsame Metabolisierungsrate des absorbierten Anteiles des Inhalationsanästhetikums ist jedoch nicht der einzige Nachteil von Inhalationsanästhetika. Lachgas wird z. B. überhaupt nicht metabolisiert, kommt aber dennoch in letzter Zeit seltener zur Anwendung, weil es zur Megaloblastose im Knochenmark führt und bei längerer Anwendung sogar zur megaloblastischen Anämie (O'Sullivan 1981). Desweiteren sollte Halothan bei Leberschäden (Davis 1980) und das Methoxifluran bei Niereninsuffizienz (Mazze 1971) nicht verwendet werden. Enfluran wiederum kann bei adipösen Patienten zum Nierenschaden führen (Bentley 1979).

Halogenierte Inhalationsanästhetika besitzen eine negativ inotrope Wirkung (Merin 1981), was ihre alleinige Anwendung bei schwerer Herzinsuffizienz nur mit Vorsicht empfehlen lässt. Dagegen weisen sie, besonders das Isofluran, einen kardioprotektiven Effekt bei Koronarpatienten auf (Marijic 1990). Inhalationsanästhetika, unter ihnen vor allem das Halothan besitzen aber auch eine bronchodilatierende Wirkung (Katoh 1994) und eignen sich daher auch gut für Patienten mit einem Asthma bronchiale. Weniger empfehlenswert bei Asthmatikern ist dagegen das Desfluran, weil es vor allem bei oberflächlicher Narkose zur Reizung der Bronchialschleimhaut neigt.

Das geruchlose Edelgas Xenon befindet sich derzeit als Inhalationsanästhetikum in klinischer Erprobung. Da es ein Element ist, kann es auch nicht weiter metabolisiert werden und gilt als ungefährlich. Es ist weder teratogen noch fetotoxisch wie Lachgas, flutet rasch an und ab und weist neben seiner anästhetischen auch eine analgetische Wirkung auf. Es nimmt keinen Einfluss auf das kardiovaskuläre System und ist somit hämodynamisch stabil. Als Element kann Xenon allerdings nicht chemisch erzeugt werden, sondern muss aus verflüssigter Luft gewonnen werden. Damit wird seine Produktion sehr teuer, weshalb zur Wiedergewinnung eine Verwendung in geschlossenen, wieder sehr kostspieligen Systemen notwendig wird, die nur einen geringen Verlust nach außen erlauben (Reyle-Hahn 2000, Goto 2003).

Die intravenöse Anästhesie

Hexobarbital, ein Barbiturat, war das erste Anästhetikum, welches unter dem Namen Evipan® auf intravenösem Wege als Anästhetikum zur Anwendung kam (Weese 1932). Es hatte allerdings zahlreiche Nebenwirkungen und wurde sehr bald von Thiopental abgelöst (Lundy 1935). Diese Barbiturate sind nur sehr kurz wirksam und auch nur als Einleitungsanästhetika oder für kurze Eingriffe geeignet. Ihre kurze Wirkungsdauer beruht auf der raschen Verteilung im Gewebe, die tatsächliche Eliminationshalbwertzeit ist viel länger und beträgt viele Stunden, bei Thiopental z. B. zwischen 8 und 18 Stunden. Aus diesem Grunde erwachen die Patienten zwar schon nach wenigen Minuten, sind aber wegen dieser langsamen Clearance noch mehrere Stunden lang vor allem in der Reaktionsgeschwindigkeit beeinträchtigt (Korttila 1975). Die gute Kenntnis der Pharmakokinetik des Thiopentals, welches unter dem Namen Pentothal bekannt ist, und damit die gute Kenntnis seiner Risken macht diese Substanz auch heute noch zu einem weltweit sehr stark verwendeten, intravenösen Anästhetikum. Da mit zunehmendem Lebensalter das Verteilungsvolumen für Thiopental abnimmt (Homer 1985), muss die Einschlafdosis, welche bei jungen Menschen mit 5 mg/kg K.G. zur Anwendung kommt, beim älteren Menschen bis auf 2 mg/kg K.G. reduziert werden. Die Verabreichung von Sedativa oder Opiaten zur präoperativen Sedierung des Patienten reduziert die notwendige Dosis des Einleitungsanästhetikums noch einmal. Bei Patienten mit einer Herzinsuffizienz ist die Arm-Hirn Zeit verlängert und damit die Einschlafzeit signifikant verzögert. Auch aus diesem Grunde ist die Kenntnis der Herzinsuffizienz für den Anästhesisten sehr wichtig, damit es nicht zu früh zu einer Nachinjektion und damit zu einer Überdosierung des Anästhetikums kommt. Ebenso ist die Kenntnis des Vorliegens einer Porphyrie von Bedeutung, weil Barbiturate bei dieser Erkrankung häufig einen tödlich endenden Porphyrieanfall auslösen.

In Mitteleuropa hat das Propofol das Thiopental als Einleitungsanästhetikum weitgehend verdrängt. Propofol hat zwar eine vergleichbare atemdepressive sowie kardiodepressive Wirkung und verursacht sogar eine stärkere Blutdrucksenkung als das Thiopental, weist aber eine wesentlich günstigere Pharmakokinetik auf. Seine Eliminationshalbwertzeit beträgt nämlich 4–6 Stunden anstatt der 8–18 Stunden beim Thiopental (Veroli 1992). Damit besitzt Propofol auch eine raschere Aufwachphase mit weniger Nachwirkungen und kann auch zur Erhaltung der Narkose über einen Perfusor verabreicht werden. Aus diesen Gründen wird die Propofolanästhesie auch gut steuerbar. Zur geringeren Eliminationshalbwertzeit kommt auch noch die günstigere „context-sensitive“ Halbwertzeit (CSHZ). Diese CSHZ hängt damit zusammen, dass die Eliminationshalbwertzeit der Anästhetika nicht fix ist sondern mit Dauer der Perfusion zunimmt (Hughes 1992). Diese Variable ergibt sich deshalb, weil der Organismus aus verschiedenen Geweben besteht und die Sättigung dieser Gewebe infolge ihrer unterschiedlichen Fett- und Wasserlöslichkeit ebenfalls unterschiedlich ist.

Durch die gute Steuerbarkeit des Propofols über einen Perfusor ersetzt das Propofol bereits vielfach die Inhalationsanästhetika, welche als halogenierte Kohlenwasserstoffe natürlich auch zu einer Luftverunreinigung führen. Auch gibt es bereits prozessorgesteuerte Perfusoren, welche nach Eingab der individuellen Körperdaten des Patienten automatisch den Bedarf des Anästhetikums errechnen und die Infusionsgeschwindigkeit steuern. Dank des dem Computer bekannten Algorithmus der CSHZ des jeweiligen Anästhetikums reduziert sich mit der Dauer der Operation und der Dauer der Infusion automatisch die Infusionsgeschwindigkeit (Fechner 1998, Gepts 1998). Die klinische Erfahrung des Anästhesisten kann allerdings durch diese „targed controlled infusion“ (TCI) nicht völlig ersetzt werden. Es gibt jedoch Hinweise, dass mit der Anwendung dieser TCI Pumpen Kosten eingespart werden können (Suttner 1999).

Die Beurteilung der Narkosetiefe ist durch den Trend von den Inhalationsanästhetika weg zu den weniger zuverlässig dosierbaren intravenösen Narkosen im letzten Jahrzehnt nicht einfacher geworden. Sie wird bei der Anwendung einer Muskelrelaxation, bei der die beginnende Muskelaktivität als Vorbote des wacher werdenden Patienten unterdrückt wird, und durch die Verwendung von Betablockern, bei der die Zunahme der Herzfrequenz verzögert wird, immer schwieriger. Diese Umstände haben auch dazu geführt, dass die Anzahl der intraoperativen Wachzustände („awareness“) zugenommen hat (Sebel 1997). Zur besseren Beurteilung der Narkosetiefe kommt der BIS Monitor (bispectral index) zur Anwendung, der aus einer EEG Abnahme mit zwei parietalen Elektroden den BIS und damit die Narkosetiefe errechnet. Dieses Gerät kommt bei der Narkose mit Thiopental, mit Propofol und mit Isofluran zum Einsatz (Sebel 1997), kann aber z. B. bei Ketamin, welches ein eigenes EEG Muster erzeugt, und auch bei anderen Inhalationsanästhetika nicht angewendet werden (Edwards 2003). Die leichte Weckbarkeit eines Patienten durch Abschalten einer kurzwirksamen Anästhetika Infusion wie z. B. bei Anwendung von Propofol weist aber auch Vorteile auf. Sie kann bei Eingriffen am Gehirn oder an der Wirbelsäule benützt werden, um durch Kommunikation mit dem kurzfristig intraoperativ wachen jedoch schmerzfreien Patienten eine Nervenschädigung durch die Operation zu vermeiden. Auf ein solches Aufwachen muss der Patient jedoch präoperativ vorbereitet werden.

Etomidate, ein Imidazolderivat hat hervorragende klinische und pharmakokinetische Eigenschaften, weil es kurz wirksam ist und keine hämodynamischen Nebenwirkungen verursacht. Bei hoher therapeutischer Breite und kurzer Halbwertzeit eignet es sich deshalb sehr gut zur Anwendung bei Patienten mit Herzinsuffizienz und mit koronarer Insuffizienz. Es hemmt allerdings reversibel die endogene Cortisolproduktion und damit einen wichtigen Stressantagonisten (Duthie 1985), sodass es sich weniger zur Langzeitnarkose als vielmehr als Einleitungsanästhetikum besonders bei herzkranken Patienten eignet.

Ketamin besitzt als intravenös verabreichbares Narkosemittel viele positive Eigenschaften. Es weist aus pharmakokinetischer Sicht eine kurze, dem Propofol vergleichbare Eliminationshalbwertzeit und auch eine kurze CSHZ auf. Es ist kaum atemdepressiv, erhält die Atemschutzreflexe und ermöglicht daher auch die Spontanatmung. Ketamin relaxiert die Bronchialmuskulatur, sodass es sogar zum Durchbrechen eines ansonst therapieresistenten Asthmaanfalles herangezogen werden kann. Dazu weist Ketamin eine positiv inotrope Wirkung auf (Endou 1992). Schließlich besitzt es einen, den Opiaten vergleichbaren analgetischen Effekt (Jahangir 1993). Zu allen diesen positiven Eigenschaften kommt jedoch, dass Ketamin den Patienten in einen katalepten Zustand mit gesteigertem Muskeltonus und mit unkoordinierten Bewegungen versetzen kann. Dazu kann es in der Aufwachphase zu unerwünschten psychischen Reaktionen und Alpträumen führen. Zwar sind diese Nebenwirkungen durch Muskelrelaxantien einerseits und durch Benzodiazepine (Midazolam) andererseits zu unterdrücken, dennoch wird dieses Anästhetikum mit Zurückhaltung verwendet. Es bleibt aber wegen der guten Kreislaufwirkung das Mittel der Wahl in der Notfallmedizin, bei schwerer Herzinsuffizienz und bei Shuntoperationen am Herzen (Spotoft 1979). Ausserdem eignet es sich zur Anwendung bei bronchoreaktiven Patienten oder Patienten mit schwerem Asthma bronchiale (Sarma 1992). Insgesamt findet es infolge dieser Wirkungen eine überdurchschnittliche Anwendung bei Kleinkindern und bei multimorbiden, alten Patienten.

Benzodiazepine wurden bereits kurz nach ihrer Entdeckung vor etwa 40 Jahren auch in der Anästhesie als Adjuvans verwendet, haben sich aber für die intraoperative Anwendung infolge ihrer langen Halbwertzeiten nicht durchsetzen können und wurden auf die präoperative Sedierung beschränkt. Die Einführung von Midazolam hat diese Vorgangsweise aber geändert. Es weist eine Halbwertzeit von nur 2 Stunden auf und auch die CSHZ ist beinahe mit jener der intravenösen Anästhetika vergleichbar. Im Vergleich zu Midazolam weist der Klassiker Diazepam (Valium ®) Halbwertzeiten zwischen 20 und 50 Stunden auf. Mit der Einführung des Flumazenils, dem ersten kompetitiven Bezodiazepin Antagonisten ist das relativ kurz wirksame Midazolam auch gut antagonisierbar geworden. Es darf allerdings nicht ausser acht gelassen werden, dass das Antagonisieren von Benzodiazepinen mit Flumazenil nicht ungefährlich sein kann. Die Halbwertzeit von Flumazenil ist mit 60 bis 90 Minuten nämlich derart kurz, dass die Benzodiazepinwirkungen bei Benzodiazepinen mit längerer Halbwertzeit als jener des Flumazenils zurückkehren und einen „rebound effect" verursachen, der sogar zum Atemstillstand führen kann.

Midazolam ist ein Sedativum, ein Anxiolytikum und es macht eine anterograde Amnesie. Es besitzt wie alle Benzodiazepine keine anästhetische Wirkung, reduziert aber den Bedarf an Anästhetika und Opiaten signifikant. Es weist eine große therapeutische Breite auf und reduziert bei seinem Einsatz auch die „awareness" signifikant.

Die Regionalanästhesien

Die Meinung, dass Regionalanästhesien generell risikoärmer sind als Allgemeinnarkosen ist weit verbreitet. Diese Ansicht mag zwar bei manchen Indikationen zutreffen aber in anderen Fällen können Regionalanästhesien auch kontraindiziert sein. Was den älteren und alten Patienten betrifft sind die verschiedenen Möglichkeiten der Anästhesie am besten bei Operationen von Schenkelhalsfrakturen untersucht (Parker 2001, Rodgers 2000, Urwin 2000). Was die Mortalität anlangt sind sich die Untersucher im wesentlichen einig, dass es keinen entscheidenden Unterschied zwischen der Regionalanästhesie und der Allgemeinnarkose gibt. Was allerdings die Komplikationen anlangt finden sich die tiefe Beinvenenthrombose und die Lungenembolie signifikant geringer nach Regionalanästhesie. Auch der Herzinfarkt wird nach Regionalanästhesie geringer gefunden, ohne dass dieser Unterschied Signifikanz erreicht. Ebenso werden die postoperative Atemdepression und der Verbrauch an Blutkonserven nach Regionalanästhesie in geringerer Zahl registriert. Eher überraschend schnitten die Allgemeinnarkosen bei signifikanten intraoperativen Blutdruckabfällen, beim Auftreten zerebrovaskulärer Zwischenfälle sowie beim Auftreten einer intraoperativen ST-Senkung besser ab als die Regionalanästhesien (Parker 2001, Pollard 2003). Keine signifikanten Unterschiede zwischen den beiden Anästhesieverfahren gab es bei den postoperativen Wundinfektionen und Pneumonien sowie bei der postoperativen Verwirrtheit (Rodgers 2000).

Die Einführung der Thromboseprophylaxe in den letzten 10 Jahren hat gerade beim älteren Patienten die Risken der Regionalanästhesie zunächst gesteigert. Bleibende Lähmungen sind nämlich die folgenschwersten Komplikationen von rückenmarksnahen Regionalanästhesien. Die Ursachen solcher Komplikationen sind epidurale Hämatome, die zur Kompression der Nervenwurzeln und des Rückenmarkes führen. Jedenfalls ist es nach der Einführung der niedermolekularen Heparine (NMH) zu einem erkennbaren Anstieg von spinalen Hämatomen in den USA gekommen (Horlocker 1998). Fast alle der von diesen spinalen Hämatomen betroffenen Patienten waren älter als 60 Jahre und hatten eine Osteosynthese nach Schenkelhalsfraktur bzw. Hüft- oder Knieimplantate erhalten. Erst die akribische Aufarbeitung aller Zwischenfälle und die Ausgabe von neuen Richtlinien für die Anwendung der Regionalanästhesie haben deren Vorteile neu bewerten lassen. Nicht zuletzt deshalb weil auch die Allgemeinnarkose gelegentlich schwerwiegende Zwischenfälle verzeichnen muss wie z. B. Fehlintubationen oder Aspirationen (Samsoon 1987, Warner 1993b), ist gerade beim älteren Patienten die Entscheidung zwischen Regionalanästhesie und Allgemeinnarkose immer wieder neu und individuell zu treffen (Horlocker 2003). Die Zwischenfälle und nachfolgenden Diskussionen zu diesem Thema haben jedenfalls dazu geführt, dass bei der Anwendung von neuen Antikoagulantien das Timing der Verabreichung der Antikoagulantien und des Regionalanästhetikums jeweils neu untersucht werden muss. Auch bleibt die Regionalanästhesie nach einer thrombolytischen Therapie für mindestens 10 Tage kontraindiziert.

Die Analgesie

Eine wesentliche Aufgabe der Anästhesie besteht in der medikamentösen Unterdrückung des Operationsschmerzes. Da mit Ausnahme von Ketamin, Lachgas und Xenon alle Anästhetika keine oder eine nur geringe analgetische Wirkung aufweisen, sind hochpotentente Opiate intraoperativ nicht wegzudenken. Ohne Analgetika müsste man die Anästhetika extrem hoch dosieren, würde dabei aber die hormonelle Reaktion des Organismus auf den Schmerz und auf den vegetativen Stress nur wenig unterdrücken. Selbst in der Narkose reagiert der Organismus auf den chirurgischen Eingriff mit dem Anstieg von Glukose, Katecholaminen, Cortisol, Renin, Aldosteron, Wachstumshormon und antidiuretischem Hormon. Opiate können diese Reaktion je nach Mittel und je nach Höhe der Dosierung dämpfen. Für diese Aufgabe wurden zwar sehr stark, jedoch nicht zu lange wirksame Opiate wie Fentanyl, Sulfentanil und Alfentanil entwickelt und zuletzt auch in die Intensivmedizin eingeführt. Sie haben den Vorteil, dass sie bei künstlicher Beatmung des Patienten und auch bei sehr hoher Dosierung kreislaufstabil und für sämtliche Organe atoxisch sind.

Die in der Anästhesie verwendeten Opioide weisen zwar verhältnismäßig kurze Halbwertzeiten auf, dennoch wird man bei hohen Dosierungen, wie sie bei sehr schmerzhaften Eingriffen vorkommen, den Patienten wegen einer möglichen Atemdepression nachbeatmen müssen. Die Opioid bedingte Atemdepression nimmt mit zunehmendem Lebensalter deutlich zu und deshalb sind es gerade ältere Patienten, welche postoperativ einer Nachbeatmung bedürfen (Singleton 1988). Einen Ausweg aus dieser Situation bietet das Remifentanil, welches durch seine Esterstruktur innerhalb von Minuten durch unspezifische Esterasen in Blut und Gewebe abgebaut wird und deshalb auch nach tagelangen Infusionen nur sehr kurz wirksam ist (Minto 1997a). Der Nachteil von Remifentanil ist allerdings, dass durch die extrem kurze Wirkungsdauer bei Unterbrechung oder Beendigung der Infusion beinahe schlagartig lebensbedrohliche Schmerz- und Stresszustände eintreten. Eine zu hohe Dosierung von Remifentanil führt zu Bradykardie, zu Blutdruckabfall und zu Muskelrigidität, die dann wieder mit Katecholaminen und mit Muskelrelaxantien kompensiert werden müssen.

Die Muskelrelaxation

Die Muskelrelaxation spielt bei der Narkose eines Patienten eine ganz wesentliche Rolle. Sie ermöglicht dem Chirurgen eine ungestörte Arbeit mit einem leichten Zugang zum Operationsbereich und dem Anästhesisten eine leichtere Intubation und eine widerstandsfreie Beatmung. Als Nebenwirkungen stehen die Atemdepression einerseits und postoperative Nachwirkungen andererseits im Vordergrund. Diese Nebenwirkungen finden sich besonders bei älteren Patienten stark ausgeprägt. Der Mittelweg zum Wunsche des Chirurgen nach einer möglichst starken Muskelrelaxation und zum Wunsche des Anästhesisten nach einer Muskelrelaxation, welche keine Nachbeatmung notwendig macht, wird durch periphere Nervenstimulatoren erreicht, die das Ausmaß der Muskelrelaxation überwachen und die individuelle Dosierung des Muskelrelaxans ermöglichen.

Es gibt eine große Zahl an nicht depolarisierenden bzw. kompetitiv wirksamen Muskelrelaxantien. Sie werden in der Regel von der Niere ausgeschieden oder von der Leber metabolisiert. Auch aus diesem Grunde ist darauf zu achten, ob Patienten mit einer Niereninsuffizienz oder mit einem Leberschaden zur Operation kommen, weil ansonst durch Überdosierung des Muskelrelaxans sehr leicht eine Ateminsuffizienz herbeigeführt werden kann. Die im Alter veränderte Pharmakokinetik und Pharmakodynamik mit Rückgang der Nierenclearance und mit Rückgang der Leberdurchblutung bewirken allerdings auch ohne Erkrankung dieser Organe eine verlängerte Wirkungsdauer der Muskelrelaxantien (Lien 1991, Matteo 1993).

Succinylcholin, das derzeit einzige in klinischer Anwendung stehende depolarisierende Muskelrelaxans, wird von der Plasmacholinesterase rasch abgebaut und wäre auf Grund seiner kurzen Wirksamkeit ein ideales Muskelrelaxans. Es kann allerdings nicht wiederholt gegeben werden, weil es sonst in einen schwer antagonisierbaren Block umschlagen kann und weil es, bei entsprechender Veranlagung, zu einem massiven Kaliumanstieg oder zur lebensbedrohlichen, malignen Hyperthermie führen kann. Mit dem Atracurium wurde ein Muskelrelaxans entwickelt, welches bei einem bestimmten pH und bei einer bestimmten Temperatur auch in vitro chemisch zerfällt (Hoffmann Elimination) wobei im Falle des Atracuriums der Zerfall bei einem physiologischen pH und bei normaler Körpertemperatur eintritt. Damit wird seine Ausscheidung von der Nieren- und Leberfunktion unabhängig (Stiller 1985). Nicht zuletzt aus diesen Gründen wird Atracurium bei alten und multimorbiden Patienten bevorzugt angewendet. Bei Operationen in Hypothermie muss dagegen eine signifikante Verlängerung der Wirkungsdauer von Atracurium in Kauf genommen werden (Leslie 1995). Als Nebenwirkung kann Atracurium darüber hinaus zur Histaminfreisetzung führen, welche in der Folge einen Bronchospasmus auslösen kann. Damit sollte es bei Patienten mit einem Asthma bronchiale und bei Atopie nicht zum Einsatz kommen oder es müsste prophylaktisch ein Antihistamin verabreicht werden (Scott 1985).

Als Interaktion mit anderen perioperativ angewendeten Arzneimitteln verlängern Magnesium und Aminoglykoside die Wirkung der Muskelrelaxantien und potenzieren ihre Wirkung, während Antikonvulsiva die Muskelrelaxation aufheben bzw. verhindern können (Sokoll 1981, Alloul 1996).

Zusammenfassend muss betont werden, dass es keine Anästhesietechnik gibt, die grundsätzlich für alle Patienten oder für alle alten Patienten als optimal bezeichnet werden kann. Gerade bei alten und multimorbiden Patienten muss für jede Operation das anästhesiologische Vorgehen individuell geplant werden und alle Arzneimittel, die zur Anwendung kommen, müssen im Hinblick auf eine mögliche oder wahrscheinliche Multimorbidität bezüglich ihrer Vorteile und Nachteile gegeneinander abgewogen werden.

Die Anästhesisten benötigen von der oft missverständlich bezeichneten „Freigabe" Informationen zur Erkrankung, die zur Operation führt, aber auch zu der eventuell vorliegenden Multimorbidität des älteren Patienten. Auch die zuletzt verwendeten Arzneimittel sind für die Auswahl der Anästhesietechnik und des Narkosemittels von Bedeutung. Diese Informationen sollten vom Hausarzt, vom betreuenden Internisten oder von der transferierenden Station geliefert werden. Letztlich müssen nämlich die Indikation oder die Kontraindikation zu einer Operation vom Chirurgen gestellt und die Auswahl des Anästhesieverfahrens vom Anästhesisten getroffen werden.

Patienten aus Pflegeheimen

Patienten aus Pflegeheimen weisen ebenfalls ein höheres Risiko für den Ausgang einer Operation auf. Die Ursachen dafür sind vielfältig und reichen von der psychischen Belastung durch den eng begrenzten Lebensraum über eine eingeschränkte Mobilität bis hin zur Multimorbidität.

Ein hohes präoperatives Risiko für den postoperativen Ausgang stellt die reduzierte geistige Verfassung der Patienten dar, welche gerade in Pflegeheimen oft gefunden wird. Der enge Lebensraum bis hin zur Isolation, die vielfach selbstgewählt oft aber auch auferlegt ist, und die fehlende geistige Herausforderung führen in vielen Fällen zur Depression und begünstigen den dementiellen Abbau. Sowohl die Depression wie auch eine kognitive Schwäche erhöhen das postoperative Risiko generell, sie erhöhen es aber ganz besonders für das Auftreten eines Deliriums (Dyer 1995, Gustafson 1991).

Einen bedeutsamen Risikofaktor stellt die hohe Prävalenz von Infektionen in Pflegeheimen dar. Es muss mit bis zu 20 Infektionen pro 100 Patienten pro Monat gerechnet werden (Yoshikawa 1996), unter denen infizierte Dekubitalgeschwüre, Konjunktivitiden und Harnwegsinfekte im Vordergrund stehen (Garibaldi 1986) (Tabelle 6). Nahezu alle Patienten mit lange liegenden Dauerkathetern weisen einen Harnwegsinfekt auf und fast alle der angeführten Infektionen weisen einen engen Bezug zur Hygiene auf. Vor einem chirurgischen Eingriff und nach einer Bakterienkultur sollten vorliegende Infektionen wegen des hohen Risikos einer Septikämie behandelt werden (Warren 1994).

Auch Bronchitiden und Bronchopneumonien weisen in Pflegeheimen eine höhere Prävalenz auf (Harkness 1990). Die Gründe dafür liegen im schlechten Allgemeinzustand der Patienten, in einer oft schlechten Bewusstseinslage und in häufigen Aspirationen, wo-

Tabelle 6. Prävalenz von Infektionen bei 532 Patienten in Pflegeheimen (nach Garibaldi 1986)

Infektionen	Vorkommen in %
Infizierter Dekubitus	6,0
Konjunktivitis	3,4
Symptomat. Harnwegsinfekt	2,6
Pneumonie	2,1
Bronchitis	1,5
Diarrhoe	1,3
Total	16,9

bei diese Aspirationen durch einen abgeschwächten Hustenreflex und durch eine geschwächte Thoraxmuskulatur begünstigt werden.

Die schon eingangs erwähnte Verarmung klinischer Erscheinungsbilder im höheren Alter mit fehlendem Fieber und mit fehlender Leukozytose erschwert die Diagnose eines bakteriellen Infektes. Oft steht als klinischer Ausdruck des Infektes lediglich die Verwirrtheit des Patienten im Vordergrund.

Infektionen mit Methicillin resistentem Staphylokokkus aureus (MRSA), mit Penicillin resistenten Pneumokokken (PRP), u. a. m. nehmen in Pflegeheimen zu und bedürfen einer oft lange dauernden und auch kostspieligen Behandlung mit Vancomycin (Yoshikawa 1998).

Patienten aus Pflegeheimen und aus Krankenanstalten werden nicht selten in einem exsikkierten Zustand angetroffen. Dieser Zustand alleine, oft aber noch verbunden mit einer Störung des Elektrolythaushaltes bedeutet generell ein höheres Mortalitätsrisiko (Mahowald 1981). In Verbindung mit einer Operation steigt dieses Risiko weiter an und die präoperative Korrektur solcher Störungen der Homeostase ist unverzichtbar.

Frakturen als Folge von Stürzen ereignen sich in Pflegeheimen weitaus häufiger als in häuslicher Umgebung. Es muß mit etwa 1500 Stürzen pro 1000 Betten und pro Jahr und einer Frakturinzidenz von etwa 3 % der Stürze gerechnet werden (Berry 1981), wobei es sich bei etwa 50 % dieser Frakturen um Schenkelhalsbrüche handelt. Die Ursachen dafür sind wieder die fremde Umgebung, die Gebrechlichkeit und oftmals auch ein reduzierter geistiger Zustand. Stürze alleine stellen bereits ein hohes Morbiditäts- und Mortalitätsrisiko für sehr alte Menschen dar (Tragl 2001). Wenn dazu noch eine Verletzung oder gar eine Knochenfraktur kommt, steigen diese Risken weiter an. Sollte dazu noch eine Operation notwendig werden, kommt es zur weiteren Addition eines nun schon überproportionalen Risikos.

Die Abschätzung des kardialen Operationsrisikos

Erkrankungen des Herzens sind für einen Großteil aller postoperativen Komplikationen und Todesfälle verantwortlich. Das Vorliegen einer kardialen Dekompensation weist unter den Herzerkrankungen das höchste Risiko auf (Ashton 1993). Ein hohes Risiko stellt auch die koronare Herzkrankheit dar. Ein Herzinfarkt innerhalb der

Tabelle 7. Risikofaktoren für kardiale Komplikationen und Risikograde nach dem Goldman Punktesystem

Risikofaktoren		**Punkte**
Hinweis für kardiale Insuffizienz		11
Herzinfarkt vor weniger als 6 Monaten		10
Herzrhythmus	Kein Sinusrhythmus	7
	Mehr als 5 VES/min	7
Alter über 70 Jahre		5
Notfall Operation		4
Aortenstenose		3
Operation	Intrathorakal	3
	Intraperitoneal	3
	Aortenoperation	3
Allgemeinzustand	PO2 unter 60 mm Hg	3
	PCO2 über 50 mm Hg	3
	K+ unter 3 mäqu/l	3
	Kreatinin über 3 mg%	3
	Allgemeinschwäche	3

Risikograde	**Punkte**	**Risiko – Komplikation**	**Risiko – Herztod**
Grad I	0–5	0,7 %	0,2 %
Grad II	6–12	5 %	2 %
Grad III	13–25	11 %	2 %
Grad IV	26	22 %	56 %

Tabelle 8. Multifaktorieller Risiko Index nach A. S. Detsky

Risikofaktoren			**Punkte**
Koronare Herzerkrankungen	Myokardinfarkt innerhalb der letzten 6 Monate		10
	Myokardinfarkt vor mehr als 6 Monaten		5
	Angina pectoris	1-2 Häuserblocks oder 1 Stockwerk Gehen	10
		Angina bei jeder Aktivität	20
		Instabile Angina seit 6 Monaten	10
Lungenödem	Seit 1 Woche		10
	Länger		5
Herzklappenerkrankung (kritische Aortenstenose)			20
Arrhythmien	Kein Sinusrhythmus oder Vorhof-Extrasystolen		5
	Ventrik. Extrasystolen		5
Allgemeinzustand	PO2 unter 60 mm Hg		5
	PCO2 über 50 mm Hg		5
	K+ unter 3 mäqu/l		5
	BUN über 50 mg oder Kreatinin über 3 mg%		5
	Hohe GOT bei Lebererkrankung		5
	Bettlägerig bei einer Herzerkrankung		5
Alter über 70 Jahre			5
Notfall Operation			10

Risikograde	**Punkte**	**Wahrscheinlichkeit für Komplikationen**
Grad I	0-15	0,43 %
Grad II	16-30	3,38 %
Grad III	Über 30	10,60 %

letzten Monate erhöht das Risiko für einen perioperativen Re-Infarkt oder für einen Todesfall um 8–30 %. Dieses Risiko sinkt unter 5 %, wenn dieser Herzinfarkt länger als 6 Monate zurückliegt. Goldman (1983) hat dazu einen multifaktoriellen Index erstellt, der unterschiedlich bewertete Kombinationen von Herzerkrankungen zum Inhalt hat und der dem singulären Index an Aussagekraft weit überlegen ist (Tabelle 7).

Aus der für den jeweiligen Patienten errechneten Punktezahl wurden darüber hinaus Risikograde für postoperative, lebensbedrohliche Komplikationen ermittelt, wobei eine Punktezahl über 25 in 22 % mit einer solchen Komplikation und in über 50 % mit einer kardialen Mortalität belastet ist.

In der A. S. Detsky Version (1986) des Risiko Index liegt der Schwerpunkt noch stärker bei den kardialen Faktoren. Die kardialen Risken sind besser differenziert und entsprechend bewertet (Tabelle 8). Umgekehrt sind andere Risikofaktoren des Goldman Index, wie jene der Operationslokalisation nicht berücksichtigt. In seiner Skala der Risikograde sind 3 Klassen von bis zu 15 Punkte, bis 30 Punkte und über 30 Punkte ausgewiesen mit einem Anstieg der Wahrscheinlichkeit für kardiale Komplikationen bis über 10 %.

Zur raschen Ermittlung des Risikos für kardiale Komplikationen bei chirurgischen Eingriffen wurde von uns ein Nomogramm entwickelt (Abb. 4), welches einerseits dem multifaktoriellen Risiko-Index nach A. S. Detsky und andererseits den patientenunabhängigen Operationsrisikofaktoren Rechnung trägt. Diesem Nomogramm kann entnommen werden, dass eine intraperitoneale Operation mit einer Rhythmusstörung des Patienten noch ein mittleres Risiko trägt, während dieses Risiko bei einem vor weniger als 6 Monaten durchgemachten Herzinfarkt bereits als höher einzustufen ist und als besonders hoch gelten muß, wenn der chirurgische Eingriff als Notfall Operation erfolgt.

Zuletzt haben T. H. Lee et al. (1999) die Bestimmung der CK-MB in die Beurteilung der koronaren Herzkrankheit und damit in die Erstellung des Risiko Index eingebracht. Es wurde an Hand von nahezu 3000 Patienten ein Modell entwickelt, welches in weiterer Folge bei über 1400 Patienten überprüft wurde. Dabei wurden 6 Variable ermittelt (Tabelle 9), welche mit einem besonders hohen kardialen Risiko verknüpft waren und welchen jeweils 1 Risiko Punkt zugeordnet wurde:

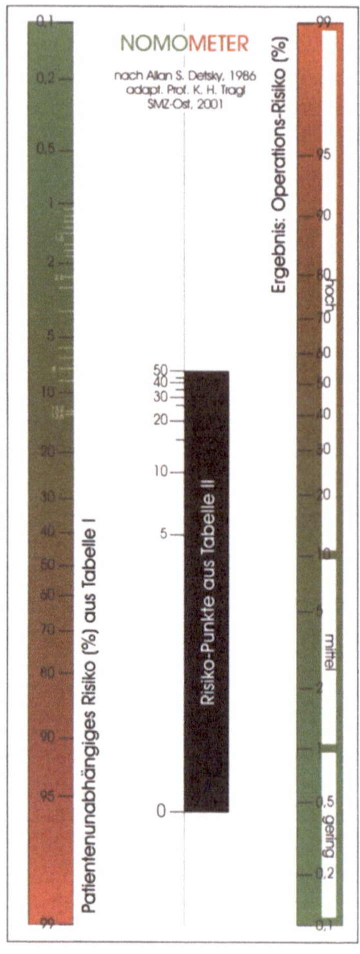

Nomogramm zur Ermittlung des Operationsrisikos

Patientenunabhängige Operations-Risikofaktoren für kardiale Komplikationen (%) - Tabelle I

Große Gefäßoperationen	13,2
Orthopädische Operationen	13,6
Intrathorakale oder intraperitoneale Operationen	8,0
Operationen an Kopf oder Hals	2,6
Prostatektomie	1,6
Kataraktoperationen	1,6

Weitere Risikofaktoren im Patientenumfeld
- Größe des Krankenhauses
- Lehrkrankenhaus
- Erfahrung des Arztes, usw.

Patientenabhängige Operations-Risikofaktoren für kardiale Komplikationen - Tabelle II

	Punkte
Koronare Herzkrankheit	
Schwere Angina pectoris	20
Instabile Angina innerh. d. letzten 3 Mon.	10
Herzinfarkt vor weniger als 6 Monaten	10
Angina pectoris	10
Herzinfarkt vor mehr als 6 Monaten	5
Herzinsuffizienz	
Lungenödem innerhalb der letzten Woche	10
Lungenödem früher	5
Schwere Aortenstenose	20
Herzrhythmus	
Kein Sinusrhythmus od. Vorhofextrasystolen	5
Mehr als 5 VES im Vor-EKG	5
Notfalloperation	10
Allgemeinzustand	
PO2 unter 60 mm/Hg	5
PCO2 über 50mm/Hg	5
K+ unter 3 mäqu/L	5
BUN über 50 mg%	5
Kreatinin über 3 mg%	5
Allgemeinschwäche	5
Alter über 70 Jahre	5

Abb. 4.

Tabelle 9. Multifaktorieller Risiko Index nach T. H. Lee

1. Hochrisiko Operationen
2. Ischämische Herzerkrankungen mit CK-MB Erhöhung
3. Herzinsuffizienz
4. Durchgemachter Schlaganfall
5. Insulinabhängiger Diabetes mellitus
6. Präoperatives Serum-Kreatinin über 2,0 mg%

Risikograde	Punkte	Wahrscheinlichkeit für Komplikationen
Grad I	0	0,5 %
Grad II	1	1,3 %
Grad III	2	4 %
Grad IV	3 oder mehr	9 %

Im Vergleich zu den früher erstellten Risiko Indices wurden der durchgemachte Schlaganfall und der insulinpflichtige Diabetes mellitus neu in die Risikoliste aufgenommen, dafür aber die Herzrhythmusstörungen und die Aortenstenose unberücksichtigt gelassen. Zu den Hochrisiko Operationen zählen in dieser Aufstellung die chirurgischen Interventionen an der Bauchaorta, an den großen Blutgefäßen aber auch intrathorakale und intraperitoneale Operationen. Mit Hilfe der ermittelten Risikopunkte wurde schließlich die Wahrscheinlichkeit für schwere intra- oder postoperative Komplikationen ermittelt. Diese beträgt 4 % bei Vorliegen von 2 Risikofaktoren und 9 % bei Vorliegen von 3 Risikofaktoren.

Wenn auch von T. H. Lee als Risikofaktoren gering bewertet, besitzen präoperative Rhythmusstörungen für postoperative Komplikationen offenbar doch eine Bedeutung, die nicht vernachlässigt werden sollte. Nicht nur dass sie in den bis dato vorliegenden Risiko Indices entsprechend beurteilt wurden, werden sie auch von L. L. Liu (2000) in die Liste der besonders wichtigen Risikofaktoren aufgenommen. Ausserdem spielt in der von L. L. Liu untersuchten Altersgruppe der über 80-jährigen Patienten die präoperative, neurologische Verfassung die größte Rolle für den postoperativen Ausgang. Der Rückgang der kognitiven Fähigkeiten bis hin zur Demenz, eventuell verbunden mit einer getrübten Sensorik bilden in dieser Altersgruppe das größte Risiko. In gutem Einklang damit steht, dass in dieser Studie unter den postoperativen Komplikationen die neurologisch-psychiatrischen Ausfälle oder Erscheinungen bis hin zum Delirium im Vordergrund stehen.

Unter den intraoperativ auftretenden Risikofaktoren, die generell sowohl von ihrer Häufigkeit wie auch von ihrer Bedeutung geringer bewertet sind, stehen Tachykardieanfälle und die Notwendigkeit zur Verabreichung von vasoaktiven Arzneimitteln im Vordergrund. Letztere besitzen eine 8 %igen Wahrscheinlichkeit für postoperative Komplikationen (Leung 2001).

Zusammenfassung der Risikofaktoren

Die Zusammenfassung der kardialen Risikofaktoren für Morbidität und Mortalität nach chirurgischen Eingriffen ergibt, dass eine schwere koronare Herzkrankheit mit instabiler Angina oder mit einem erst kürzlich durchgemachten Myokardinfarkt zu den schwerwiegensten Risikofaktoren gehört. Eine Herzinsuffizienz mit Lungenstauung wiegt ähnlich schwer. Rhythmusstörungen besitzen als Risikofaktoren zwar weniger Gewicht, sollten aber ebenso berücksichtigt werden wie ein länger bestehender Diabetes mellitus.

Im hohen und höchsten Lebensalter gewinnen die neurologisch-psychiatrischen Risikofaktoren immer mehr an Bedeutung. Rezente Schlaganfälle, schwere Depressionen oder eingeschränkte kognitive Leistungen weisen ein hohes Risiko besonders für ein postoperatives Delirium auf.

Risikofaktoren, die intraoperativ auftreten, besitzen weniger Gewicht. Lediglich intraoperative Tachykardien und stärkere Blutdruckschwankungen, welche Korrekturen mit vasoaktiven Substanzen notwendig machen, verdienen eine stärkere Beachtung.

Die Konsequenzen aus dem Assessment und den erhobenen Operationsrisken

Welche Konsequenzen sollten nun aus einem präoperativen Assessment gezogen werden, in welchem Hinweise für das Vorliegen von Funktionseinschränkungen oder Erkrankungen von Organen, besonders des Herzens erhoben wurden. Sollten diese Hinweise zum Anlass genommen werden, die Überwachung des Patienten zu intensivieren und eine entsprechende medikamentöse Prophylaxe einzuleiten oder sollten nicht doch weitere Organfunktionen erhoben werden. Beim Herzen wäre dies vor allem eine Überprüfung der koronaren Reserve mit Hilfe einer Ergometrie, einer Thalliumszintigraphie oder einer Belastungsechokardiographie oder sogar mit einer koronarangiographischen Untersuchung, es könnte aber auch eine Holteruntersuchung oder eine Echokardiographie sein. Bei anderen Organen müssten entsprechende Funktionstests durchgeführt werden. Damit könnten vorhandene Risken besser definiert werden, damit würde sich aber auch die Wartezeit vor der Operation verlängern, ganz abgesehen von den Kosten, die natürlich mit jeder weiteren Untersuchung ansteigen.

Die Frage bis zu welcher Tiefe die Untersuchungen, die das Operationsrisiko definieren, geführt werden sollen, wurde in der Literatur besonders am Beispiel der kardiologischen Risikofaktoren sehr ausführlich diskutiert, wobei sowohl die Befürworter wie auch die Gegner von aufwendigen und detaillierten Untersuchungen in allen Lagern zu finden sind.

Letztlich wird der für die Operationsvorbereitung verantwortliche Arzt die Entscheidung über weitere präoperative Untersuchungen zu treffen haben. Nicht zuletzt von seiner Erfahrung wird abhängen, ob die im Folgenden dargelegte Strategie beibehalten werden kann oder erweitert werden muss.

Die Bewertung präoperativer Ergebnisse

Zu den wichtigsten aber auch bedeutsamsten präoperativen Aufgaben zählen die gründliche Erhebung der Anamnese und die ebenso gründliche physikalische Untersuchung des Patienten. Beide entscheiden, ob zusätzliche Laboruntersuchungen oder apparative Untersuchungen (Röntgen, EKG, Echokardiographie, Holter-EKG, usw.) notwendig sind und folgen müssen.

Patient mit unauffälliger Anamnese und mit unauffälligem klinischen Status

Nachdem das Lebensalter als eigenständiger Risikofaktor für chirurgische Eingriffe keine wesentliche Rolle spielt, bleiben auch die weiteren präoperativen Untersuchungen limitiert. Ab dem 65. Lebensjahr sollten deshalb lediglich das Hämoglobin, das EKG, der BUN und der Blutzucker kontrolliert werden (Roizen 1995) (Tabelle 10). Erst bei zusätzlichen Erkrankungen oder bei bestimmten Arzneimitteltherapien sollten weitere Untersuchungen angeschlossen werden.

Ergeben die Anamnese oder die klinische Untersuchung den Verdacht auf eine kardiale Erkrankung, dann sollten zum EKG und zur Röntgenuntersuchung von Herz und Lunge noch weitere Untersuchungen durchgeführt werden, deren Indikation sich nach den Angaben des Patienten richtet. Bei Hinweisen für Rhythmusstörungen könnte ein Holter-EKG, bei Hinweisen für eine kardiale Dekompensation oder für eine Herzklappenerkrankung eine Echokardiographie und bei Vorliegen einer koronaren Herzkrankheit eine Ergometrie oder eine Thalliumszintigraphie oder gar eine Koronarangiographie notwendig sein.

Der kranke Patient oder ein Patient mit pathologischen Befunden

Wenn es tatsächlich Hinweise für eine koronare Herzkrankheit geben sollte, die generell als das größte organische Risiko für einen chirurgischen Eingriff erachtet wird, erhebt sich die Frage, welche weiteren prophylaktischen Maßnahmen ergriffen werden sollten. In

Tabelle 10. Strategie für die präoperative Untersuchung (Roizen 1995)

Präoperative Bedingungen	Hb Mann	Hb Frau	Leuko	E-lyte	BUN od. Kreat.	Blut-zucker	Rö. C/P	EKG
Op. mit Blutverlust	X	X						
Op. ohne Blutverlust								
Alter								
Unter 40a		X						
40–64a		X						X
65–74a	X	X			X	X	Ev.	X
Über 74	X	X			X	X	Ev.	X
Herzerkrankung					X		X	X+
Lungenerkrankung							X	X+
Nierenerkrankung	X	X		X	X			
Maligne Erkrankung	X	X					X	
ZNS-Erkrankung			X	X	X			X
Diabetes mellitus				X	X	X		X
Arzneimittel								
Diuretikum				X	X			
Digitalis				X	X			X
Steroide				X		X		
Antirheumatika	X	X		X	X			
ACE-Hemmer				X				

+ – Ev. mit weiterführenden Untersuchungen (Echo, Holter, Ergometrie, usw.).

diese Diskussion ist als weiterer wesentlicher Punkt einzubringen, dass postoperative Myokardinfarkte in aller Regel am 2. und am 3. postoperativen Tag auftreten und dass diesen Infarkten Tachykardien vorangehen (Rao 1983, Mangano 1990). Daraus lässt sich schließen, dass die postoperativen koronaren Ereignisse überwiegend durch den postoperativen Stress bei vorbestehender koronarer Herzerkrankung hervorgerufen werden. Dafür spricht auch, dass die Vorbehandlung mit einem Betablocker die Inzidenz postoperativer koronarer Ereignisse und die damit verbundene Mortalität deutlich reduziert (Mangano 1996). Daraus ergibt sich, dass Patienten, bei denen zwar eine koronare Herzkrankheit nachgewiesen oder bekannt ist, die aber zur Zeit funktionell nicht eingeschränkt sind, präoperativ keine zusätzliche Untersuchung benötigen (Bodenheimer 1996, Mason 1995). Patienten mit instabiler Angina oder mit einem erst kürzlich durchgemachten Myokardinfarkt, die auch ohne die jetzt anstehende elektive Operation zur weiteren (angiographischen) Abklärung angestanden wären, sollten dieser Untersuchung präoperativ zugeführt werden. Notfall-Operationen mit vitaler Indikation werden auch bei hohem Risiko nicht vermeidbar sein, jedoch sollte auch der alte Patient über das Risiko aufgeklärt werden.

Sollte es Hinweise für andere Erkrankungen geben, dann muss ihnen weiter nachgegangen werden, wenn sie Relevanz für die geplante Operation besitzen. Entzündungen weisen generell eine solche Relevanz auf, besonders wenn sie die Atemwege betreffen. Im letzteren Falle ist eine Röntgenuntersuchung der Lungen unverzichtbar. Es verdienen aber auch Hinweise auf eine Allergie, auf eine Niereninsuffizienz oder auf einen Diabetes mellitus Beachtung. Die Niereninsuffizienz bedarf der Kontrolle von BUN, Kreatinin und der Elektrolyte im Serum sowie des Flüssigkeitshaushaltes (Ödeme) und bei Vorliegen eines Diabetes mellitus sollte neben dem Blutzucker auch das HbA1c, der Flüssigkeitshaushalt (Exsikkose) und der Elektrolythaushalt kontrolliert werden.

Die medikamentöse Operationsvorbereitung

Als Regel für die medikamentöse Operationsvorbereitung gilt, dass die bisher verordneten und eingenommenen Arzneimittel auch am Operationstag eingenommen werden sollten. Mit einem kleinen Schluck Wasser trägt diese Vorgangsweise der bisherigen Homeostase des Patienten Rechnung, ohne eine andere oder zusätzliche Belastung darzustellen. Es gibt allerdings auch Arzneimittel, welche bei geplanten Operationen unbedingt vor dem Eingriff abgesetzt werden müssen. Zu diesen Arzneimitteln gehören in erster Linie jene, welche die Blutgerinnung beeinflussen. Es sind dies Aggregationshemmer, die überwiegend bei koronaren, zerebralen oder peripheren Gefäßerkrankungen zum Einsatz kommen oder gerinnungshemmende Stoffe, die nach Thrombosen und Embolien verwendet werden. Für die Aggregationshemmer gilt, dass sie etwa eine Woche vor der Operation abgesetzt werden. Auch die oral verabreichten gerinnungshemmenden Arzneimittel (Phenprocoumon) sollten etwa eine Woche vor dem Eingriff sistiert werden, allerdings unter laufender Kontrolle der Prothrombinzeit (PTZ). Bei hohem Thromboserisiko ist nach dem Absetzen des Phenprocoumons bis zur Operation die Substitution mit nieder molekularen Heparinen zu empfehlen, ansonst kann ab einem Thrombotest (TT) von 50 % allgemein chirurgisch vorgegangen werden. Bei besonders sensiblen Operationen (Neurochirurgie) sollte präoperativ ein TT von 75 % erreicht werden.

Die Infektionsprophylaxe – Antibiotika

Die Antibiotika Prophylaxe richtet sich nach der vorgegebenen Situation des Patienten. Bei Unfällen und Verletzungen ist die möglichst rasche Verabreichung eines Antibiotikums notwendig, eventuell kombiniert mit einer Tetanus-Immunisierung (Pollock 1988). Betrifft die Verletzung auch das Abdomen, ist bei der Auswahl des Antibiotikums auch die fäkale Kontamination zu berücksichtigen (siehe Seite 61). Cephalosporine sind in der präoperativen Antibiotikaprophylaxe sehr universell einzusetzen. Bei Bedarf und Notwendigkeit muss allerdings auf ein anderes, wirksames Antibiotikum umgestiegen werden. Bei Verdacht auf einen Staphylokokkeninfekt wird z. B. der Einsatz von Vancomycin oder Clindamycin notwendig werden.

Die Thromboseprophylaxe mit Heparinen (unfraktioniert, niedermolekular) oder Heparinoiden

Das postoperative Thromboserisiko ist bei älteren Personen generell und nach bestimmten Operationen besonders stark ausgeprägt (Seite 64). Aus diesem Grunde ist die Prophylaxe mit gerinnungshemmenden Arzneimitteln dringend zu empfehlen. Heparin und vor allem niedermolekulare Heparine (NMH) erweisen sich dabei als sehr wirksam (Collins 1988). Die Wirksamkeit des neu zur Anwendung gebrachten Arixtra ist zwar noch stärker als jene der NMH (Turpie 2002), es bleibt jedoch aus Kostengründen auf extreme Thromboserisken, zumeist orthopädische Operationen beschränkt (Lassen 2002).

Bei der Anwendung von NMH sollte ihre subkutane und niedrig dosierte Verabreichung etwa 2 Stunden präoperativ erfolgen. Die nächste Verabreichung ist in der Regel für den Abend des Operationstages vorzusehen. Als Beispiele für die Dosierung gelten präoperativ für Enoxaparin 20 mg und für Dalteparin 2500 IE. Die postoperative (Abend-)Injektion sollte mit 40 mg Enoxaparin oder mit 5000 IE Dalteparin durchgeführt werden. Bei stärkerer Blutungsneigung sind die Abenddosen entsprechend niedriger zu verabreichen.

Im Falle einer Thromboseprophylaxe mit Fondaparinux (Arixtra ®) sind präoperativ und als tägliche Gesamtdosis 2,5 mg empfohlen, während die therapeutische Dosis für eine bereits stattgehabte tiefe Beinvenenthrombose täglich einmalig 7,5 mg betragen sollte (Turpie 2001).

Die kardiale Stressprävention mittels Betablockade

Ein hoher Anteil all jener Patienten, die einer nicht-kardialen, besonders aber jener, die einer kardialen Operation zugeführt werden, hat mit einer kardialen Komplikation zu rechnen (Mangano 1990). Sollte bei diesen Patienten bereits eine koronare Herzkrankheit vorliegen, steigt auch das Risiko für eine koronare Komplikation, oft sogar für einen Myokardinfarkt beträchtlich an (Ashton 1993). Dieses hohe kardiale Risiko steht in einem engen Zusammenhang mit dem peri- und postoperativ stark erhöhten sympathischen Tonus, der auch die Herzfrequenz deutlich anhebt (Mangano 1991).

Betablocker senken diesen erhöhten sympathischen Tonus, die Herzfrequenz und damit auch das koronare Risiko sowohl für eine postoperative Morbidität wie auch für die Mortalität. Ihre Wirksamkeit nimmt zu, wenn sie nicht erst postoperativ sondern wenn sie perioperativ oder gar schon präoperativ gegeben werden (Mangano 1996, Ferguson 2002).

Die Prävention des Stressulkus

Stress spielt nicht nur für postoperative kardiale Komplikationen eine große Rolle, sondern ist auch für das Auftreten von Ulzera im Magen, besonders im Fundus und im Duodenum von Bedeutung. Dabei kommt es nach Schleimhautischämie meistens zu multiplen Schleimhautdefekten. In etwa 25 % dieser Ulzera kommt es zur Blutung, die in der Regel klinisch stumm verläuft, jedoch mit einer erhöhten Mortalität verbunden ist.

Stressulzera treten vor allem nach hohen physischen Belastungen auf, zu welchen Schock, Verbrennungen, Multiorganversagen und Sepsis, aber auch große Operationen, Koagulopathien und höheres Lebensalter zählen. Bei nur einem dieser Risikofaktoren liegt die Wahrscheinlichkeit des Auftretens eines Stressulkus bei unter 10 % und kann bei mehreren Faktoren auf 40 %, bei Verbrennung mit Schock und Sepsis auf 90 % ansteigen.

Die Vermeidung von postoperativen Stressulzera erfolgt am besten durch Prävention. Die schon präoperative Verabreichung von H_2-Rezeptorenblockern, die bei höherem Risiko auch postoperativ fortgesetzt werden sollte, kann das Auftreten eines Stressulkus verhindern.

Der Patient nach dem chirurgischen Eingriff

Die postoperative Morbidität und postoperative Komplikationen

Der postoperative Schmerz

Die postoperative Schmerzkontrolle gehört zu den dringendsten Wünschen der Patienten und damit zu den vordringlichsten Anliegen der Ärzte. Sie dient nicht nur der Beseitigung des Unbehagens und der psychischen Belastung sondern sie hat darüber hinaus eine entscheidende Bedeutung für die Genesung der Patienten. Schmerzlinderung oder Schmerzfreiheit lassen nämlich wesentliche postoperative Komplikationen vermeiden. Sie senken das Stress Potential und damit einen starken Risikofaktor für eine Belastung des koronaren Gefäßsystems. Sie ermöglichen auch eine möglichst frühe Mobilisierung des Patienten und damit weite Thoraxexkursionen mit vertiefter Atmung und mit verbesserter Expektoration.

Analgetika sollten aus diesen Gründen postoperativ regelmäßig und nicht erst auf Verlangen verabreicht werden. Die Auswahl des Analgetikums kann schwierig sein, weil Narkotika zwar sehr wirksam sind jedoch oft zur Obstipation führen, gelegentlich ein Übelkeitsgefühl auslösen und im Alter eine längere Halbwertzeit aufweisen, die auch zur Kumulation führt. Bei geringeren Schmerzen bleiben Paracetamol und nicht steroidale Antirheumatika die Mittel der Wahl.

Die Infektionen

Infektionen gehören zu den schwerwiegenden Komplikationen chirurgischer Eingriffe, die nicht selten den Erfolg einer Operation beeinträchtigen. Auch die Entwicklung von sehr wirksamen Antibiotika hat dieses Problem nicht völlig beseitigen können, doch haben die Antibiotika das Spektrum der Operationen wesentlich verbreitert. Damit Infektionen überhaupt entstehen können, ist es natürlich erforderlich, dass bakterielle Keime vorhanden sind. Diese müssen entweder von aussen oder von innen herangetragen werden. Eine Verschmutzung der Wunde oder eine unsachgemäße Sterilisation der Hände des Chirurgen oder des Operationsbesteckes gehören zu den häufigen Ursachen von Infektionen von aussen. Floride Infektionen im Oro-Naso-Pharyngealbereich, in den Atemwegen oder im Intestinaltrakt (Divertikulitis, Cholezystitis, usw.) sind die häufigsten Quellen für Infektionen von innen. Darüber hinaus gibt es in der Regel weitere Dispositionen der Patienten, welche die Entstehung einer Infektion begünstigen. Die Immunschwäche des höheren Lebensalters, eine Malnutrition, Durchblutungsstörungen, die Verwahrlosung eines Patienten u. v. a. m. leisten der Infektion Vorschub (Tabelle 12).

Die Wundinfektion

Perioperative Infektionen entstehen in erster Linie bei exogener oder endogener bakterieller Kontamination. Es ist deshalb entscheidend ob diese Kontamination durch einen (Straßen-)Unfall erfolgt, durch die Verletzung des Integuments im Operationssaal oder durch Einschwemmen der Keime bei Operationen am Darm (Pollock 1988).

In jeder Phase einer Operation ist dem Ziele Rechnung zu tragen, dass möglichst wenige Keime in das Wundbett gelangen. Tatsächlich sind Operationswunden in der Regel nicht kontaminiert. Sollte die chirurgische Eröffnung von Organen oder Körperhöhlen geplant sein, welche potentiell pathogene Keime enthalten, muss präoperativ die sorgfältige Entleerung und Reinigung dieser Keimträger erfolgen, um den bakteriellen Inhalt zu minimieren. Eine Kontamination sollte dennoch immer angenommen werden.

Eine Klassifikation des postoperativen Infektionsrisikos stammt von der National Academy of Sciences, National Research Council, Division of Medical Sciences (1964) und ist vielfach modifiziert worden (Janata 2003) (Tabelle 11).

Tabelle 11. Postoperatives Infektionsrisiko ohne Antibiotika Prophylaxe

Art der Operation (Häufigkeit)	Operationsdefinition	Wundinfektions-Risiko
1. Sauber (ca. 75 %)	Keine Eröffnung des Gastrointestinal-, des Respirations- u. des Urogenitaltraktes. Kein Eingriff an inflammiertem Gewebe. Korrekte Operationstechnik	1,5–1,8 %
2. Sauber-Kontaminiert (ca. 15 %)	Geplante Eingriffe am Gastrointestinal-, am Respirations- und am Urogenitaltrakt. Appendektomie. Operation am Oropharynx.	8–10 %
3. Kontaminiert (ca. 4–5 %)	Frische Wunden nach Traumen. Gastrointestinale Eingriffe mit erheblichem Kontakt mit Darminhalt. Eingriffe an Gallenwegen, Urogenitaltrakt bei lokaler Infektion.	15–30 %
4. Septisch (ca. 4 %)	Ältere Wunden nach Traumen. Eingriffe an infiziertem Gewebe oder perforierten Organen.	25–50 %

Der Übergang von der bakteriellen Kontamination zur klinisch relevanten Infektion wird durch zahlreiche Faktoren begünstigt, bei denen die Schwere einer Verletzung, die Immunschwäche im Alter, Durchblutungsstörungen und viele andere mehr im Vordergrund stehen (Tabelle 12). Die Voraussetzung für die Infektion besteht allerdings darin, dass die pathogenen Keime in einer Zahl vorhanden sind, welche imstande ist, die humoralen und zellulären Abwehrkräfte des Körpers zu überwinden. Die Auswahl des präventiv und präoperativ verabreichten Antibiotikums wird sich danach richten

Tabelle 12. Begünstigende Faktoren für die Entstehung peri- und postoperativer Infektionen

A. Exogene Faktoren
1. Ort der Verletzung (Unfall, chirurgischer Eingriff)
2. Ausmaß des Gewebstraumas (Gewebsquetschung)
3. Dauer der Ischämie
4. Hygiene im Operationssaal (Personal, Instrumente, Tücher, usw.)

B. Endogene Faktoren
1. Immunschwäche im Alter
2. Durchblutungsstörung
3. Malnutrition
4. Dehydratation
5. Gebrechlichkeit, Hinfälligkeit, Immobilität
6. Diabetes mellitus.

mit welchen Keimen gerechnet werden muss. Straßenunfälle werden deshalb anders versorgt werden müssen als chirurgische Eingriffe an bakteriell entzündeten Organen oder am Dickdarm. Bei der Eröffnung von Rektum und Colon sollte stets davon ausgegangen werden, dass eine bakterielle Kontamination stattgefunden hat.

Die Pneumonie

Pulmonale Affektionen, d. s. Atelektasen, Pneumonien, ein akutes respiratorisches Distress Syndrom oder gar das pulmonale Versagen gehören insgesamt zu den häufigen postoperativen Komplikationen und sind in bis zu 20 % zu erwarten (Craven 1991). Sie gehören auch zu den schwerwiegensten Komplikationen und werden vor allem dann beobachtet, wenn die chirurgischen Eingriffe entweder in thorakaler oder in abdomineller Nähe des Zwerchfells erfolgt sind. Langdauernde Narkosen oder Schmerzen bei der Thorax- und Zwerchfellbewegung mit Abschwächung des Hustenreflexes und Sekretstau in den Bronchien sind die häufigsten Ursachen von peribronchialen Entzündungen und Pneumonien. Betroffen sind vor allem immunologisch reduzierte, gesundheitlich massiv beeinträchtigte, adipöse und sozial verwahrloste Personen, aber auch solche, die eine pulmonal obstruktive Vorgeschichte aufweisen (Arozullah 2001). Sollten Patienten postoperativ auf eine Intensivstation gebracht und dort intubiert werden müssen, steigt bei einem einwöchigen Aufenthalt dort die Wahrscheinlichkeit eines pulmonalen Infektes auf über 90 % (Thorpe 1979).

Die Pneumonie zählt nach den Harnwegsinfekten, welche postoperativ die häufigste Infektion darstellen, und nach den Wundinfektionen zur dritthäufigsten Infektion (Kereselidze 1984), sie ist jedoch mit der höchsten Mortalität belastet. Etwa ein Drittel aller Todesfälle, die sich in den ersten 6 postoperativen Tagen ereignen, sind auf pulmonale Infektionen zurückzuführen (Seymour 1986, Brooks-Brunn 1995).

Die Harnwegsinfektion

Harnwegsinfekte gehören zu den häufigsten postoperativen Infekten. Etwa 30 % aller postoperativen Infekte sind ihnen zuzuordnen (Kereselidze 1984). Nahezu alle nosokomialen Harnwegsinfekte stehen mit der Anwendung von Harnblasenkathetern in Verbindung, wobei die Inzidenz der Infekte mit der Verweildauer des Katheters zunimmt. Sowohl der suprapubische Katheter wie auch die intermittierende Katheterisierung verzögern und reduzieren das Auftreten der Infekte, ohne diese aber definitiv verhindern zu können (Sethia 1987). Auch die Anwendung von Kathetern, welche mit einem Antiseptikum imprägniert sind oder aber eine Blasenspülung mit antiseptischen Mitteln verhindern den Harnwegsinfekt nicht. Lediglich die Anwendung von geschlossenen Katheter- und Drainagesystemen kann die Infektion für einige Zeit hinausschieben (Blenkharn 1985).

Die Vermeidung postoperativer Infektionen

Wundinfektionen können nur endogen oder exogen erfolgen. Bei Vorliegen einer Bakteriämie wird die Infektion ohne Antibiotika Prophylaxe nicht zu vermeiden sein. Das Risiko einer Infektion steigt beträchtlich, wenn Operationen unterhalb des Nabels durchgeführt werden. Exogene Kontaminationen erfolgen über chirurgische Instrumente und Tücher, über die Hände der Chirurgen, über die Haut des Patienten und über die Luft des Operationssaales. Die ausreichende Sterilisation der Instrumente und Operationsgüter ist die Voraussetzung für eine möglichst geringe Kontaminationsrate. Auch die Sterilisation der Hände der Chirurgen muss in einer Weise erfolgen, dass eine bakterielle Kontamination auf diesem Weg nicht eintritt.

Die Haut des Patienten ist in der Regel mit Koagulase negativen Staphylokokken kolonisiert, im Perineum addieren sich Gram negative Bakterien. Die sorgfältige Waschung des Operationsgebietes, ähnlich der Waschung der Chirurgen Hände vermindert diese Kontamination weitgehend. Einen sehr wesentlichen Einfluss auf eine erfolgreiche Dekontamination der Patienten hat deren Rasur vor der Operation. Es ist dringend zu empfehlen, die Rasur knapp vor der Operation durchzuführen, um die Besiedelung mit Keimen möglichst gering zu halten (Cruse 1980).

Die Bedeutung der Atemexkursion und der Expektoration für die Entstehung einer broncho-pulmonalen Infektion ist mit ein Grund für die möglichst frühe postoperative Mobilisierung der Patienten. Sollte eine solche Frühmobilisierung nicht möglich sein, dann ist die möglichst frühe Atemgymnastik dringend anzuraten. Damit wird die Ausbildung von Atelektasen verhindert und die Expektoration angeregt.

Zur Vermeidung von postoperativen Harnwegsinfekten kann nur die Vermeidung von Harnblasenkathetern über die Zeit des chirurgischen Eingriffes hinaus empfohlen werden. Sollte dennoch ein Katheter notwendig werden, dann bleibt die intermittierende Katheterisierung die Methode der Wahl.

Eine Antibiotikaprophylaxe ist nicht in allen Fällen einer invasiven Intervention notwendig. Arterienpunktionen, das Legen von Kathetern in Arterien, Venen oder in Harnwege, eine Hämofiltration oder Hämodialyse, die Implantation von Herzschrittmachern, Herzkatheteruntersuchungen, Intubationen oder Tracheostomien, intrathorakale oder intraabdominelle Drainagen oder Endoskopien benötigen in unkomplizierten Fällen keine Prophylaxe.

Alle anderen Eingriffe sollten durch eine Antibiotika Prophylaxe abgedeckt werden, wobei das Antibiotikum als „single shot" etwa 30–60 Minuten vor Operationsbeginn zu verabreichen ist. Das Ziel ist jedenfalls eine ausreichende Konzentration des Antibiotikums im Zielgebiet des chirurgischen Eingriffes (Bergamini 1989). Die Auswahl des Antibiotikums erfolgt nach der Bakterien Flora, die im chirurgischen Zielgebiet erwartet werden kann (Tabelle 13) (Janata 2003). Generell eignen sich Cephalosporine durch ihr breites Wir-

Tabelle 13. Antibiotika Prophylaxe in der Chirurgie (nach Janata 2003)

Eingriffe an Zielorganen	Flora	Antibiotika Gruppe
Ösophagus	Mischflora	2
Magen, Duodenum	Mischflora	2
Gallenwege	aerob/anaerob, Mischflora	3
Appendektomie	aerob/anaerob, Mischflora	3
Dickdarmchirurgie	aerob/anaerob, Mischflora	3
Lungenchirurgie	Mischflora	2
Herzchirurgie	Staph.aureus, Staph.epidermidis	1
Gefäßchirurgie	Staphylokokken, Enterobakterien	2
HNO-Tumorchirurgie	aerob/anaerob, Mischflora	3
Neurochirurgie	Staphylokokken	1
Orthopädische Eingriffe	Staphylokokken	1
Urologische Eingriffe	Enterobakterien	2
Gynäkologische Eingriffe	aerob/anaerob, Mischflora	2 od. 3

Gruppe 1	*Gruppe 2*	*Gruppe 3*
Penicillin G + Sulbactam	Cefazolin	Amoxicillin/ Clavulansre.
Penicillin G + Oxacillin	Cefotiam, Cefuroxim	Ampicillin/ Sulbactam
Cefazolin		Cefoxitin
Clindamycin, Vancomycin		Gruppe 2 + Metronidazol

kungsspektrum, durch ihre geringe Toxizität und auch durch die geringe Inzidenz allergischer Reaktionen sehr gut für die antibiotische Prophylaxe. Ansonst ist besonders einer möglichen Infektion mit Staphylokokken durch die Auswahl entsprechend wirksamer Antibiotika Rechnung zu tragen.

Die Thromboseprophylaxe

Chirurgische Eingriffe weisen ein thromboembolisches Risiko auf, welches bei allgemein chirurgischen Patienten bis zu 30 % betragen kann (Nat. Inst. Health 1986, Clagett 1995), welches bei älteren Patienten weiter ansteigt und welches sich vielfach negativ auf den Ausgang der Operationen auswirkt. Dieses Risiko nimmt weiter zu, wenn es sich um Operationen an den Hüft- und Kniegelenken, um gynäkologische Krebsoperationen, um Prostatektomien oder um langdauernde neurochirurgische Eingriffe handelt. In solchen Fällen kann das Thromboserisiko auf bis zu 70 % ansteigen. Die Ursachen für dieses gesteigerte Risiko sind zahlreich und sind einerseits auf allgemeine Gegebenheiten des höheren Alters, auf altersbedingte Veränderungen des Gerinnungssystems und schließlich auf Umstände zurückzuführen, welche mit der Erkrankung des Patienten oder aber mit der Art des chirurgischen Eingriffes zu tun haben (Tabelle 14).

Zu den allgemeinen Faktoren zählen in erster Linie anamnestisch erhobene d. h. bereits durchgemachte Thrombosen, der Rückgang der körperlichen Aktivität, der Rückgang der Körperflüssigkeit und die Einnahme bestimmter Arzneimittel. Was das Gerinnungssystem anlangt steigen das Fibrinogen aber auch andere Gerinnungsfaktoren langsam mit den Lebensjahren an, während das Antithrombin an Aktivität verliert (Hager 1990). Dazu kommt, dass einige Operationen, besonders orthopädische Operationen an der Hüfte und am Kniegelenk ein besonders hohes Thromboserisiko aufweisen.

Die Thromboembolieprophylaxe sollte auch oder gerade beim älteren Patienten die nicht-medikamentösen Maßnahmen inkludieren. Das Tragen von Kompressionsstrümpfen, frühe Gymnastik im Bett und Frühmobilisierung senken bereits das Thromboserisiko beträchtlich, auch wenn sie die medikamentöse Prophylaxe nicht ersetzen können. Tatsächlich sind zur Vermeidung der postoperativen Thrombose in der Vergangenheit viele Arzneimittel eingesetzt wor-

Tabelle 14. Risikofaktoren für das Auftreten postoperativer thromboembolischer Komplikationen

A. Allgemeine Faktoren
1. Anamnestisch bekannte Thrombosen
2. Bewegungsmangel, Bettlägerigkeit, Hinfälligkeit
3. Flüssigkeitsmangel
4. Adipositas
5. Varikose

B. Altersbedingte Veränderungen des Gerinnungssystems
1. Anstieg des Fibrinogens
2. Anstieg der Faktoren V, VII und VIII
3. Verminderung von Antithrombin III
4. Gesteigerte Thrombozytenaktivierung
5. Antiphospholipidsyndrom (Lupus antikoagulans, Antikardiolipin-AK, Antithrombin-Ak)

C. Erkrankungen des Patienten
1. Krebserkrankungen
2. Polytrauma
3. Herzinsuffizienz
4. Verwendete Arzneimittel (Östrogene, Cortison)

D. Chirurgischer Eingriff
1. Orthopädische Eingriffe (besonders an Hüfte, Knie und Wirbelsäule)
2. Lange dauernde Operationen
3. Gynäkologische Krebsoperationen und Prostatektomie

den. Die Thromboseprophylaxe mit perioperativer Verabreichung von low dose und subkutan Heparin (Collins 1988) oder niedermolekularem Heparin (NMH) (Koch 1997) gemeinsam mit dem Bandagieren der Beine hat das Thromboserisiko deutlich reduziert und hinsichtlich Morbidität und Mortalität die besten Ergebnisse gebracht (Pulmonary Embolism Prevention 2000). NMH erweist sich dem Heparin als gering überlegen und gelangt zur Zeit auch überwiegend zur Anwendung. Dazu kommt, dass unter der Verabreichung von unfraktioniertem Heparin immer nach einer durch Heparin induzierten Thrombozytopenie gefahndet werden muss. Gerade bei Unverträglichkeit von Heparin können auch Heparinoide wie z. B. das Danaparoid (Orgaran ®) zum Einsatz kommen, deren Wirksamkeit allerdings geringer beurteilt werden muss. Das erst kürzlich in den klinischen Betrieb eingeführte, synthetisch hergestellte Fondaparinux (Arixtra ®), welches spezifisch den Faktor Xa hemmt, erweist sich dagegen antithrombotisch noch wirksamer als NMH (Turpie 2001, Lassen 2002). Es ist jedoch zur Zeit aus ökonomischen Gründen für Patienten reserviert, welche ein sehr hohes Thromboserisiko aufweisen. In der postoperativen Prophylaxe der Thromboembolie wurde auch der jüngst eingeführte und oral verabreichbare, direkte Thrombin Inhibitor Ximelagatran als sehr wirksam gefunden. Im direkten Vergleich mit Marcoumar erweist er sich in einer Dosierung von täglich 2 × 36 mg diesem überlegen (Francis 2003). Für die NMH gilt die Regel, dass sie etwa 2 Stunden präoperativ und niedrig dosiert verabreicht werden und dass sich die postoperative Dosierung nach der Blutungsneigung (aus der Wunde oder aus dem Drain) richtet. Das Blutungsrisiko ist bei der angeführten Dosierung gering und klinisch relevante Blutungen werden selten beobachtet. Sollte einer der oben angeführten Risikofaktoren postoperativ persistieren, wie z. B. eine Bettlägerigkeit oder Krebskrankheit, dann ist zu empfehlen, die NMH Prophylaxe verzahnt mit der oralen Verabreichung von Marcoumar fortzusetzen. Eine Thromboseprophylaxe mit Aspirin im Rahmen eines chirurgischen Eingriffes scheint nicht sinnvoll, weil Aspirin erst postoperativ gegeben werden könnte und weil auch seine Wirksamkeit deutlich unter jener der NMH zu liegen kommt (Pulmonary Embolism Prevention 2000).

Die postoperative Harnretention und die Harninkontinenz

Harnretentionen stellen bei älteren Männern mit einer benignen Prostatahypertrophie keineswegs seltene Ereignisse dar. Nicht zuletzt auf dieser Basis gehört das Auftreten einer postoperativen Harnretention bei älteren Menschen zu den häufigeren Komplikationen und kann sich eventuell schon aus der Anamnese ankündigen. Besonders lokale Schmerzen, wie z. B. nach einer Hämorrhoidenoperation können zur Harnretention disponieren. Harnretentionen treten aber auch nach verschiedenen Arzneimitteln, auch Anästhetika auf, welche das autonome Nervensystem beeinträchtigen und den Sphinkterschluss begünstigen oder den Blasendetrusor schwächen. Neben der Prostatahypertrophie wird die Harnretention auch durch die im höheren Alter nicht seltene Obstipation, die eventuell noch kompliziert wird durch Kotsteine, begünstigt. Die Anwendung eines Blasenkatheters bei Männern mit bekannter

Prostatahypertrophie für die Zeit der Operation und maximal einen Tag danach kann die Harnretention verhindern (Michelson 1988). Eine schwere Obstipation oder das Vorliegen von Kotsteinen sollten präoperativ durch Einläufe bereinigt werden.

Noch häufiger als die Harnretention wird die Harninkontinenz bei älteren Menschen beobachtet. Diese Form der Miktionsstörung betrifft allerdings die Frauen wesentlich häufiger als die Männer und wird auf chirurgischen Abteilungen in etwa 17 % angetroffen (Sullivan 1984). Neben der Beckenbodenschwäche der Frauen stehen auch bei dieser Form der Miktionsstörung als weitere Ursachen (sedierende) Arzneimittel, Obstipation und Kotsteine und auch Immobilität und Bettlägerigkeit im Vordergrund. Chirurgische Eingriffe können die Inkontinenz bei entsprechender Disposition auslösen oder weiter verstärken. Die Folgen der Harninkontinenz sind neben der psychischen und sozialen Belastung Infektionen der Harnwege sowie das Auftreten von Dekubitalgeschwüren. Bei entsprechender Disposition oder auch bei erstmaligem postoperativem Auftreten kann die Bereitstellung eines Leibstuhles mit regelmäßigem Urinieren und die Vermeidung einer zu starken Sedierung diese Inkontinenz wieder beseitigen. Das Anlegen eines Harnblasenkatheters stellt keine Lösung dieses Problems dar und sollte nach Möglichkeit vermieden werden. Erst das Auftreten von Hautdefekten oder ein bereits vorliegendes Dekubitalgeschwür machen den intermittierenden Blasenkatheter, eventuell ein geschlossenes Ableitungssystem notwendig.

Postoperative kardiale Komplikationen

Ein hoher Prozentsatz der Patienten über 60 Jahren, die eine nicht-kardiale Operation über sich ergehen lassen, erleiden eine kardiale Komplikation oder einen kardialen Tod (Mangano 1990). Bei bekannter koronarer Herzkrankheit stellen eine myokardiale Ischämie oder ein nicht fataler Myokardinfarkt das größte Risiko innerhalb der ersten postoperativen Woche für eine kardiale Morbidität oder Mortalität dar. Diese Faktoren erhöhen auch über die nächsten 2 Jahre das Risiko für ein ernsthaftes Ereignis bis auf das 20-fache (Browner 1992). Zu den Folgen der myokardialen Ischämie gehört auch das postoperative Vorhofflimmern, welches bei nicht-kardialen besonders aber bei kardialen Operationen auftritt (Frost 1992).

Die postoperative myokardiale Ischämie muss überwiegend dem hohen Sympathikotonus zugeschrieben werden, der zu einem entscheidenden Anstieg der Herzfrequenz und eventuell auch zu einem Vorhofflimmern führt (Mangano 1991). Unter den zahlreichen, koronar wirksamen Arzneimitteln (Nitrate, Kalziumantagonisten, Betablocker, Alpha-2-Agonisten), die prä- und intraoperativ zur Verhinderung einer postoperativen Myokardischämie nach nichtkardialen Operationen eingesetzt wurden, haben sich die Betablocker als am wirkungsvollsten zur Reduktion der koronaren Mortalität erwiesen (Mangano 1996, Kjekshus 1999). Sie werden auch, so wie Amiodarone, zur medikamentösen Therapie des Vorhofflimmerns eingesetzt (Kim 2001). Ähnlich gute Ergebnisse mit der Anwendung von Betablockern zur Reduktion der postoperativen kardialen Morbidität und Mortalität nach nicht-kardialen Operationen werden auch aus einer Metaanalyse von über 600000 Patienten mit einer koronaren Bypass Operation berichtet (Ferguson 2002). Unter den Patienten dieser Analyse befinden sich viele mit den üblichen Kontraindikationen für Betablocker. Mit Ausnahme einer stark reduzierten linksventrikulären Auswurffraktion erwies sich jedoch die Anwendung eines Betablockers auch in diesen Fällen vorteilhaft zur Reduktion der postoperativen Morbidität und Mortalität. Sogar Patienten mit einer obstruktiven Lungenerkrankung oder mit einem Diabetes mellitus profitierten in dieser Metaanalyse von der Anwendung des Betablockers.

Das postoperative Delirium

Postoperativ leiden viele alte Patienten an intellektuellen Einbußen (Dodds 1998), die so ausgeprägt sein können, dass sie ihre Alltagsfähigkeit und die Lebensqualität beeinträchtigen. Diese „postoperative kognitive Dysfunktion" (POCD) ist bei über 60-jährigen Patienten in 25 % der Fälle noch 7 Tage nach chirurgischen Eingriffen nachweisbar. Eine chronische POCD besteht 3 Monate nach der Operation noch bei 10 % der älteren Patienten (Moller 1998). Viele der POCDs fallen im ICD-10 unter „leichte kognitive Störungen", weil sie entweder das tägliche Leben nur leicht behindern oder weil die Gedächtnisstörung für eine Demenzdiagnose zu geringfügig ist. Die POCD kann in psychometrischen Tests des Gedächtnisses für sprachliche und nicht-sprachliche Funktionen gut objektiviert werden, wenn der Patient auch schon präoperativ untersucht wurde (Rasmussen 1998). Geschwindigkeitsabhängige Tests zeigen dabei die größten Leistungseinbußen.

Die akute postoperative Verwirrtheit besitzt für die Patienten mehrfache Bedeutung. Sie sind im Durchschnitt doppelt so lange stationär aufgenommen, sie erleiden zusätzliche Erkrankungen und weisen sowohl einen komplizierteren Verlauf wie auch ein schlechteres funktionales Ergebnis ihrer Grunderkrankung auf (Gustafson 1988, Galanakis 2001). Untersuchungen belegen, dass die akute Verwirrtheit nicht nur als Indikator der verursachenden Störungen fungiert, sondern darüber hinaus die Prognose der betroffenen Patienten verschlechtert (Marcantonio 2000). Viele der betroffenen Patienten zeigen noch Monate und Jahre nach der postoperativen Verwirrtheit kognitive Reststörungen, weswegen die hoffnungsfrohe Bezeichnung „Durchgangssyndrom" irreführend ist. Umfangreiche Längsschnittuntersuchungen belegen, dass ein akuter Verwirrtheitszustand selten vollständig vorübergeht, sondern bei nur 20 % der Patienten keine Restsymptomatik hinterlässt (Levkoff 1992). Als Restsymptome bleiben Störungen der kognitiven Funktionen wie Aufmerksamkeitsschwankungen, Angst und Verstimmung aber auch Halluzinationen und Wahnbildungen.

Die Epidemiologie der postoperativen Verwirrtheit

Da bei älteren Patienten immer öfter schwierige Operationen durchgeführt werden, steigt auch die Inzidenz des postoperativen Deliriums an (Marcantonio 1994). Die Häufigkeit des Neuauftretens einer akuten Verwirrtheit liegt bei über 70-jährigen Patienten auf allgemeinmedizinischen Stationen bei 30–50 % (Fischer 2002). Die Inzidenz ist abhängig vom Alter und von der Schwere der Erkrankung und erreicht auf Intensivstationen und nach herzchirurgischen Eingriffen bis zu 100 %. Nur jeder vierte delirante Patient leidet gleichzeitig auch an einer Demenzerkrankung. Drei Viertel aller Verwirrtheitszustände alter Patienten in Krankenanstalten betreffen demnach zuvor nicht demente Menschen (Erkinjuntti 1986).

In prospektiven Untersuchungen wird bei elektiver Hüft- oder Knieendoprothetik in 25 % eine postoperative Inzidenz von akuter Verwirrtheit gefunden (Fisher 1995, Fischer 1998, Galanakis 2001). In weiteren prospektiven Studien wurde das Auftreten einer akuten Verwirrtheit nach Hüftendoprothetik wegen Schenkelhalsfrakturen untersucht und dabei ein postoperatives Delirium bei etwa 40 % der Patienten diagnostiziert (Mullen 1992, Krasheninnikoff 1993, Galanakis 2001). In der Arbeit von Galanakis (2001) ergab sich bei den über 60-jährigen Patienten nach Hüftendoprothetik bei Schenkelhalsfrakturen eine postoperative Verwirrtheit in 46 % und bei vergleichbarer Patientengruppe nach elektiver Hüftendoprothetik nur in 15 %.

Risikofaktoren und Ätiologie des postoperativen Deliriums

In der zitierten Untersuchung (Galanakis 2001) finden sich als Risikofaktoren der postoperativen Verwirrtheit neben den Komorbiditäten der Schenkelhalsfrakturen noch das Lebensalter, präoperative kognitive Störungen, eine niedrige Schulbildung, eine präoperative Depression, Seh- oder Hörbehinderungen, die Einnahme psychotroper Substanzen, die Anzahl der Komorbiditäten sowie pathologisches Serum Natrium (hoch oder niedrig) oder eine Leukozytose (Tabelle 15). Hämatokrit oder anticholinerge Arzneimittel spielen dagegen für das Auftreten der postoperativen Verwirrtheit keine Rolle (Golinger 1987, Marcantonio 1998).

Neben den orthopädischen Operationen weisen auch thoraxchirurgische Operationen, Operationen mit extrakorporalem Kreislauf und Operationen von Aortenaneurysmen eine hohe Inzidenz eines Deliriums auf. Dabei besteht auch eine Beziehung zum intraoperativen Blutverlust. Das hohe Risiko einer postoperativen Ver-

Tabelle 15. Risikofaktoren für die postoperative Verwirrtheit

1. Lebensalter
2. Demenz
3. Anämie
4. Elektrolytverschiebungen
5. Vitaminmangel
6. Floride Entzündungen (bes. Endokarditis und Enzephalitis)
7. Suchterkrankung-Entzug
8. Tumormetastasen
9. Disseminierte intravasale Gerinnung
10. Trauma (Commotio und Contusio cerebri, Subduralhämatom, Fettembolie)
11. Nephropathie, Hepatopathie, Endokrinopathie
12. Epilepsie

wirrtheit nach Augenoperationen steht in Zusammenhang mit der postoperativen Sehbehinderung, mit der lokalen Verwendung von anticholinergen Medikamenten und der häufigen Anwendung von Benzodiazepinen (Rasmussen 1999, Milstein 2000). Das Auftreten der (nächtlichen) Delirinzidenz zur postoperativen O2-Sättigung steht auch mit der Anwendung von atemdepressiver Schlafmedikation in Verbindung (Krasheninnikoff 1993, Marcantonio 1994). Eine ähnliche Beziehung zur postoperativen Verwirrtheit besitzt der postoperative Blutdruckabfall (Gustafson 1988).

Die Ursachen der POCD sind überwiegend in perioperativen chirurgischen und internistischen Problemen zu suchen. Offenbar wird die POCD jedoch nicht durch die Allgemeinanästhesie oder Regionalanästhesie verursacht (Bedford 1955), weil länger dauernde Anästhesien bei älteren Menschen kein höheres Risiko für einen intellektuellen Abbau darstellen (Ritchie 1997, Rasmussen 2003) und weil solche Phänomene nach Allgemeinanästhesien und nach Regionalanästhesien mit gleicher Häufigkeit auftreten (Williams-Russo 1995, Dodds 1998, Urwin 2000).

Hauptrisikofaktor für eine POCD ist vielmehr das Lebensalter. Einen weiteren wichtigen Risikofaktor stellt jede vorbestehende zerebrale Pathologie dar, sei sie degenerativ, vaskulär, entzündlich oder raumfordernd. Eine schwere, die Lebensqualität mindernde POCD tritt fast ausschließlich bei Patienten auf, die in den ersten

Tabelle 16. Auslösende Ursachen einer postoperativen Verwirrtheit

1. Arzneimittel
2. Immobilisierung
3. Reizdeprivation
4. Schlafentzug
5. Aufenthalt auf einer Intensivstation
6. Zerebrovaskuläre Ereignisse
7. Blutdruckschwankungen, bes. Hypotonie
8. Blutverlust (Anämie, Hypoxie)
9. Ausmaß der Operation
10. Störungen des Elektrolytstoffwechsels und/oder des Säure-Basen-Haushaltes
11. Komplikationen (kardial, pulmonal, abdominell)
12. Infektionen

Tagen nach der Operation akut verwirrt gefunden jedoch nicht als delirant diagnostiziert werden (Levkoff 1992, Dyer 1995). Immerhin werden postoperative organische Psychosen nur bei jedem 5. Patienten explizit diagnostiziert. Selbst wenn die Diagnose rechtzeitig gestellt wird, wird sie oft nicht berücksichtigt, die Ursachen nicht hinterfragt und damit wertvolle Zeit für deren Behandlung verloren.

Die akute Verwirrtheit des einzelnen Patienten ist meistens multifaktoriell bedingt. Bei weniger als 10 % der Patienten wird nur eine einzige, bei mehr als der Hälfte überhaupt keine eindeutige Ursache gefunden (Brauer 2000). Als die wichtigsten prädisponierenden Faktoren gelten das hohe Alter, eine Demenz und die Multimorbidität (Levkoff 1988, 1991, Inouye 1993, 1996, Schor 1992, Weed 1995). Die nachlassende Anpassungs- und Kompensationsfähigkeit des Gehirns im höheren Alter erhöht dessen Anfälligkeit, auf weitere Reize mit der Entwicklung eines Delirs zu reagieren. Auch Alkohol- und Suchtmittelgebrauch sowie vorliegende Depressionen erhöhen das Risiko für eine postoperative Verwirrtheit (Parikh 1995). Theoretisch sind im Ursachengefüge jedes Verwirrtheitszustandes die chronisch disponierenden Faktoren (Tabelle 15) von den akut auslösenden Faktoren (Tabelle 16) zu trennen. Dazu gibt es natürlich auch Faktoren, die sowohl disponieren, gleichzeitig aber auch akut auslösend wirken können. Zu letzteren zählen z. B. ein niedriges Serum Natrium oder eine Hypoglykämie. Vielfach wird das postoperative Delirium auch durch Arzneimittel ausgelöst (Tabelle 17). Benzodiazepine, Anticholinergika, usw. stehen dabei im Vordergrund. Zu den Faktoren, welche eine Verwirrtheit akut auslösen können, gehören primär zerebrale Erkrankungen, systemische Erkrankungen, Intoxikationen und ein Substanzentzug ebenso wie eine Hypoxie. Das Risiko eines Patienten, bei Vorliegen von disponierenden Faktoren tatsächlich verwirrt zu werden, ist vom Ausmaß der Vulnerabilität abhängig. Bei niedriger Vulnerabilität werden mehrere auslösende Faktoren notwendig sein, während bei hoher Vulnerabilität schon geringe Reize zum Delirium führen werden. So kann bei alten, multimorbiden Patienten oft schon ein zusätzlicher Harnwegsinfekt das Delirium auslösen.

In der Pathogenese des akuten Verwirrtheitszustandes liegt offenbar eine gemeinsame Endstrecke für die zahlreichen Ursachen vor. Dies vor allem deshalb, weil auch sehr unterschiedliche, auslösende Faktoren zu ähnlichen klinischen Bildern führen. Diese Endstrecke ist in jenen Hirnstrukturen und Neurotransmittern zu suchen, welche für das Bewusstsein und die Aufmerksamkeit von Bedeutung

Tabelle 17. Arzneimittel als auslösende Ursache eines Verwirrtheitszustandes

1. Anticholinergika
2. Benzodiazepine
3. Anästhetika
4. Kardiaka

sind. Als beste Hypothese gilt z. Z. die Annahme eines cholinergen Defizits und/oder eines monaminergen (dopaminergen, noradrenergen, serotoninergen) Überschusses (Trzepacz 2000), wobei cholinerge Neuronensysteme im zentralen Nervensystem heute als entscheidend für das Bewusstsein angesehen werden (Perry 1999). Für diese Annahme sprechen die delirauslösende Wirkung von Anticholinergika und Dopaminagonisten sowie die günstige Beeinflussung des Deliriums durch Neuroleptika (American Psychiatric Association 1999) und Cholinesterasehemmer (Fischer 2001).

Die Klinik der akuten Verwirrtheit

Ein akuter Verwirrtheitszustand entwickelt sich in der Regel plötzlich, je nach Ursache innerhalb weniger Stunden bis Tage nach der Operation, am häufigsten am 2. postoperativen Tag. Je langsamer auslösende Faktoren auf das Gehirn einwirken, umso länger kann die Latenzzeit bis zum Auftreten der Verwirrtheit sein. So dauert es bei der Verabreichung eines anticholinergen Medikamentes oft Tage bis nach Erreichen eines bestimmten Gewebespiegels die Verwirrtheit auftritt. Dagegen kann das Delirium nach einem stärkeren intraoperativen Blutverlust oder nach einer stärkeren Elektrolytverschiebung schon ab dem Narkoseende auftreten.

Die Diagnose eines Delirs verlangt einen akuten Beginn. Aus diesem Grunde sind präoperative Verwirrtheitszustände, eventuell außenanamnestisch, auszuschließen. Zur Abgrenzung der im Alter häufigen Ko-Morbidität „Demenz" sollten alte Menschen, bei denen kognitive Störungen vermutet werden können, schon präoperativ fachärztlich (Neurologe/Psychiater) untersucht werden, um das Delirrisiko abzuschätzen und präventive, interdisziplinäre Maßnahmen zu ergreifen.

Ein Leitsymptom der akuten Verwirrtheit ist die Fluktuation der

Störungen (Tabelle 18). Desorientiertheit, Halluzinationen, Wahnbildungen und die Beeinträchtigung der Aufmerksamkeit kommen und gehen oder nehmen an Intensität zu und ab und erschweren damit die Diagnose. Das gestörte Bewusstsein und die gestörte Aufmerksamkeit gehören bei milder Ausprägung zu den besonders schwierig fassbaren Symptomen. Bei stärkerer Ausprägung äußern sie sich in herabgesetzter Wachheit oder gar Benommenheit. Bei milder Störung wirken die Patienten kurzfristig eher wach, ermüden aber rasch und sind leicht ablenkbar. Sie verbleiben im Gespräch nicht lange beim Thema oder leisten den Anweisungen des Pflegepersonals nur kurz Folge. Es kommt auch vor, dass der verwirrte Patienten immer wieder die gleiche Frage stellt oder perseverierend immer wieder das gleiche Thema sucht. Auf Grund der Schwankungen können von ihm einzelne und kurze Aufgaben zwar kurzfristig gut gelöst werden, im nächsten Augenblick jedoch andere und einfache Fragen nicht beantwortet werden. Aus diesem Grunde ist es für die Diagnose wichtig, Orientierungsfragen zu stellen oder Kettenaufgaben vorzugeben (Fischer 2002).

Es kommt auch zu Störungen des Gedächtnisses (Kurzzeitgedächtnis), der Wortfindung und des Sprachverständnisses. Dazu werden Agnosie, Apraxie, psychomotorische Störungen, Dysarthrien und Störungen der Wahrnehmung, aber auch emotionale Labilität und Störungen des Schlaf-Wach-Rhythmus beobachtet. Im Rahmen dieser Beeinträchtigungen kommt es oft zu wahnhaften Fehlinterpretationen normaler Wahrnehmungen, die häufig paranoid gefärbt sind und sich oft gegen die Umgebung richten. Die Wahrnehmungsstörungen treten vornehmlich als Wahrnehmungsverzerrungen, als illusionäre Verkennungen oder als Halluzinationen auf. Sie ängstigen die Patienten und sind dann wiederum die Ursache von Wahnbildungen. Die Halluzinationen reichen von einfachen Dingen (Punkte, Spinnen, Mäuse etc. auf der Bettdecke) bis zu komplexen Situationen und werden vom Patienten abwechselnd als real, dann wieder als irreal, pathologisch erkannt. Je schwerer das Delirium, umso weniger gelingt dem Patienten die Realitätsprüfung und damit die Distanzierung von wahnhaften Interpretationen. Sowohl die Desorientiertheit wie auch die psychotischen Symptome sind Ursache von Selbst- und von Fremdgefährdung.

Während Patienten mit gesteigerter Psychomotorik, also einem erregten Delirium, ihrer Umgebung rasch auffallen, da sie agitiert und unruhig sind, wird das gehemmte Delirium leicht übersehen, ob-

Tabelle 18. Diagnostische Kriterien der akuten Verwirrtheit (ICD-10)

1. **Bewusstseinstörung**
   Verminderte Umgebungswahrnehmung mit eingeschränkter Fähigkeit, die Aufmerksamkeit zu richten und aufrechtzuerhalten.
2. **Globale Störung der Kognition**
   Wahrnehmungsstörungen (Verzerrungen, Illusionen, Halluzinationen), Beeinträchtigung des abstrakten Denkens und der Auffassung, ev. mit flüchtigen Wahnideen, aber typischerweise mit Inkohärenz. Beeinträchtigung des Arbeits- und Kurzzeitgedächtnisses. Zeitliche Desorientiertheit, in schweren Fällen auch Desorientiertheit zu Ort und Person.
3. **Psychomotorische Störungen**
   Hypo- oder Hyperaktivität mit nicht vorhersehbarem Wechsel zwischen beiden.
4. **Störungen des Schlaf-Wach-Rhythmus**
   Müdigkeit tagsüber und Ratlosigkeit in der Nacht. In schweren Fällen komplette Tag-Nacht-Umkehr.
5. **Affektive Störungen**
   Depression, Angst, Reizbarkeit, Euphorie, Apathie, staunende Ratlosigkeit
6. **Verlauf**
   Rasche Entwicklung der Störung (Stunden, Tage) mit Schwankung im Tagesverlauf. Die Gesamtdauer der Störung beträgt weniger als 6 Monate.

wohl es, besonders beim älteren Menschen, die häufigere Form der Verwirrtheit darstellt. Im letzteren Fall wirken die Patienten lethargisch und bewegungsarm und zeigen die typischen Symptome der Verwirrtheit erst bei genauerer Untersuchung und expliziter Befragung. Dabei sind gerade diese Patienten schwerer krank und weisen die schlechtere Prognose auch hinsichtlich der Mortalität auf (O'Keeffe 1999). Am häufigsten jedoch wechseln Agitiertheit und Lethargie, sodass die typischen Schwankungen des akuten Verwirrtheitszustandes auch an der Psychomotorik gesehen werden können. Einzelne Symptome, wie erhöhte Reizbarkeit, Aufmerksamkeitsstörungen, lebhafte färbige Träume und Ähnliches können sowohl vor dem Vollbild der akuten Verwirrtheit wie auch danach auftreten. Zur Diagnosefindung sind in diesen Fällen sorgfältige und wiederholte Untersuchungen des Patienten sowie eine verlässliche Aussenanamnese (Pflegepersonal, Angehörige) notwendig. Die Trefferquote eines akuten Verwirrtheitszustandes mittels Skalen wie der Confusion Assessment Method (Inouye 1990) beträgt bei weniger erfahrenen Ärzten nur 20–25 % (Johnson 1992), kann jedoch bei guter Schulung verdreifacht werden. Die meisten Deliria werden von erfahrenen Ärzten gemeinsam mit einem motivierten Pflegepersonal diagnostiziert (Rockwood 1994). Dagegen werden viele verwirrte Patienten vom Nicht-Psychiater als depressiv klassifiziert (Golinger 1987).

Beginnende Demenzen unterscheiden sich von leichteren Formen der Verwirrtheit durch die unauffällige Bewusstseinslage. Bei inzipienter Alzheimer Demenz ist das EEG regelhaft unauffällig, zeigt hingegen bei akuter Verwirrtheit einen gestörten Alpha-Rhythmus mit eingestreuten oder durchgängigen Theta-Wellen. Das EEG hilft auch zur Abgrenzung gegenüber affektiven Störungen und gegenüber Schizophrenie, da bei Letzteren keine Störungen des EEG zu erwarten sind.

Diagnostik bei Auftreten einer postoperativen Verwirrtheit

Zur Abgrenzung gegenüber anderen Syndromen und zur Ursachenforschung sind eine sorgfältige Anamnese, zahlreiche Blut- und Harnanalysen, in der Regel aber auch EKG, EEG, sowie bildgebende Untersuchungen angezeigt (Tabelle 19). Die Anamnese wird vielfach auch eine Aussenanamnese zum Inhalt haben müssen, in jedem Fall ist aber eine sorgfältige Medikamentenanamnese notwendig.

Die Therapie des akuten Verwirrtheitszustandes

Eine spezifische Therapie der akuten Verwirrtheit existiert zur Zeit nicht. Nicht zuletzt deshalb kommt der Prävention und damit der präoperativen Erkennung von disponierenden Faktoren gerade beim älteren Patienten eine hervorragende Bedeutung zu (Inouye 1999; Arthur 2000). Eine sorgfältige (Aussen-)Anamnese wird dabei

Tabelle 19. Untersuchungen bei Auftreten eines Deliriums

Untersuchung	Rückschluss auf
Anamnese	Substanzentzug, Demenz, Medikamente
Körpertemperatur	Entzündung, Sepsis
Komplettes Blutbild	Anämie, Entzündung
Elektrolyte	Elektrolytentgleisung, Hyperparathyreoidismus
Osmolarität	Exsikkose, hyperosmolares Koma
Blutzucker	Hypoglykämie, Hyperglykämie
BUN, Kreatinin	Nierenversagen
S-Bili., GOT, gammaGT, Ammoniak	Leberversagen
Blutgasanalyse	Respirator. Insuffizienz
T3, T4, TSH	Hypothyreose, Hyperthyreose
CRP	Entzündung
Vitamin B12	Hypovitaminose
Harnanalyse	Harnwegsinfekt, Substanzmissbrauch, Porphyrie
EKG	Rhythmusstörung
Thorax-Rö.	Herzinsuffizienz, Pneumonie
EEG	Differentialdiagnose (Demenz, Epilepsie)
CCT/MRT	Primär zerebrale Ursache des Deliriums

die wichtigsten Hinweise geben können. Dazu gibt es mehrere, gut wirksame Maßnahmen zur Prävention des Deliriums unter denen die frühe Mobilisierung, die Vermeidung einer Dehydratation und die Bereitstellung von Orientierungshilfen im Vordergrund stehen (Tabelle 20)

Der wichtigste Faktor in der Prävention der akuten postoperativen Verwirrtheit ist die gute Ausbildung des Personals, welches Risikofaktoren rasch erkennt und mit dem sofort gerufenen Psychiater vorbeugend behandelt.

Nach dem Auftreten der Verwirrtheit sind die Ursachensuche, die Ursachenbehebung, das Absetzen potentiell delirfördernder

Tabelle 20. Maßnahmen zur Delirprävention

1. Vermeidung einer Dehydratation
2. Vermeidung von Immobilisation
3. Postoperative Frühmobilisation
4. Unterstützung des natürlichen Biorhythmus
5. Orientierungsfördernde Maßnahmen
6. Vermeidung einer Reizdeprivation
7. Strenge Arzneimittelkontrolle (cave: Schlafmedikation)

Substanzen sowie die intensive ärztliche und pflegerische Betreuung die wichtigsten Maßnahmen (Tabelle 21). Dazu gehören die engmaschige Kontrolle der Vitalparameter, eine exakte Flüssigkeitsbilanz, in schweren Fällen auch ein pulsoxymetrisches Monitoring und die wiederholte Kontrolle des psychopathologischen und kognitiven Status.

Der nichtpharmakologischen Therapie kommt von Beginn an der höchste Stellenwert zu (Flacker 1998). Darunter versteht man für die gefährdeten Patienten unter anderem Tag- und Nachtwachen, ein ruhiges, stützpunktnahes Zimmer, gute Beleuchtung tagsüber und wenig Licht in der Nacht sowie die Einbeziehung der Angehörigen in die Betreuung. Dem Patienten sollten alle geplanten Maßnahmen verständlich erklärt werden. Hilfsmittel wie ein Wandkalender und eine Uhr erleichtern ihm die Orientierung. Eine enge Kommunikation mit vertrauten Personen, eine kontinuierliche Betreuung und eine klare Strukturierung des Tagesablaufes nehmen dem verwirrten Patienten die Angst. Es ist sinnvoll, den Patienten so weit als möglich in den Tagesablauf einzubinden und seine Selbstständigkeit zu fördern. Eine Fixierung sollte wegen der zusätzlichen Risken (Angst, Agitiertheit, Verletzungsgefahr, Thromboserisiko) auf Fälle mit vitaler Gefährdung beschränkt bleiben.

Bei agitierten Delirien können Muskelrelaxation und eventuell eine künstliche Beatmung notwendig werden. Ansonst erleichtern entspannende Maßnahmen wie Massagen oder Musik das Einschlafen des Patienten (Tabelle 22, S. 80).

In der Arzneimitteltherapie kommt den Neuroleptika eine besondere Bedeutung zu. Sie kommen zum Einsatz, wenn eine vitale Gefährdung des Patienten oder wenn Fremdgefährdung vorliegt.

Haloperidol ist wegen der fehlenden Kardiotoxizität, wegen des

Tabelle 21. Stufenschema zur Therapie der akuten postoperativen Verwirrtheit beim alten Menschen

A. Allgemeine Maßnahmen

1. Therapie zugrundeliegender Erkrankungen (Pneumonie, Exsikkose, usw.)
2. Überprüfung der Medikation (Anticholinergika?)
3. Überwachung des Patienten (klinisch, stationär)
4. Kontrolle der Vitalparameter
5. Orientierungsfördernde Maßnahmen
6. Vermeidung einer Reizdeprivation (Hörgerät, Brille, Beleuchtung)
7. Kontinuität der Pflege, inklusive der Angehörigen
8. Regelmäßigkeit des Tagesablaufes (Orientierung)
9. Beleuchtung dem Tag-Nacht-Rhythmus anpassen
10. Ungestörte Nachtruhe

B. Medikation bei möglicher Selbst- oder Fremdgefährdung des Patienten

1. Haloperidol: Initial 0,5–1,0 mg, bei agitierten Delirien 2,0–5,0 mg parenteral. Wiederholung der Angangsdosis bis zu 3 mal. Erhaltungstherapie mit der Hälfte der Dosis des ersten Tages über 2–3 Tage, danach ausschleichende Therapie durch 1 Woche.

Oder

2. Risperidon: Initial 1,0 mg oral, bei agitierten Delirien 2,0 mg. Wiederholung der Anfangsdosis bis zu 3 mal. Erhaltungstherapie mit 1,0–4,0 mg Risperidon durch 2–3 Tage, danach ausschleichende Therapie durch 1 Woche
3. Nur bei Substanzentzugsdelir: Benzodiazepin (Lorazepam)

fast fehlenden Einflusses auf den Blutdruck, wegen der fehlenden anticholinergen Eigenschaften und wegen der parenteralen Verfügbarkeit der Goldstandard in der Behandlung des Deliriums, auch wenn es die Gefahr von Spätdyskinesien mit sich bringt (American Psychiatric Association 1999). Die empfohlene Dosierung von 1,0–2,0 mg alle 2–4 Stunden sollte allerdings beim älteren Patienten etwas niedriger liegen (Tabelle 21). Als Höchstdosis werden initial 10 mg parenteral empfohlen, gefolgt von 5 mg/h als Infusion. Zu achten ist unter der Haloperidol Medikation auf das Auftreten extrapyramidaler Syndrome oder eines malignen neuroleptischen Synd-

Tabelle 22. Therapie des schweren Delirs mit Selbst- oder Fremdgefährdung

1. Intensivüberwachung
2. Schutzfixierung
3. Ev. Beatmung nach Muskelrelaxation und Sedierung
4. Haloperidol: Initial 10 mg parenteral, gefolgt von 2–5 mg/h als Infusion und Ausschleichen innerhalb der nächsten Woche

roms. Wegen der Gefahr einer QT-Verlängerung sollte vor und unter der Therapie das EKG kontrolliert werden.

Clozapin, ein weiteres Neuroleptikum ist wegen seiner starken anticholinergen Wirkung bei älteren Patienten kontraindiziert, aus dem gleichen Grund ist bei Olanzapin Vorsicht geboten. Beide Substanzen, wie auch Quetiapin und Risperidon wurden allerdings bei jüngeren Personen schon mit Erfolg eingesetzt. Risperidon, welches nicht anticholinerg wirkt, nur eine geringe blutdrucksenkende Wirkung aufweist und kaum Spätdyskinesien hervorruft, wird zuletzt in der Indikation der akuten Verwirrtheit und des Delirium in einer Tagesdosis von 2–3 (–6) mg eingesetzt. Zu diesem Einsatz liegen jedoch nur Einzelberichte (Ravona-Springer 1988) und keine randomisierten Studien vor.

Benzodiazepine gehören wegen der Gefahr der Übersedierung mit paradoxer Exzitation, wegen der Gefahr einer respiratorischen Insuffizienz und wegen der möglichen Induktion eines Verwirrtheitszustandes nicht zu den Mitteln der ersten Wahl. Eine Ausnahme stellt lediglich das Delirium nach Substanzentzug dar, welches bevorzugt mit Lorazepam behandelt wird. Bei älteren Menschen, welche vor dem Auftreten des Deliriums über längere Zeit Benzodiazepine als Schlafmittel erhalten hatten, sollte diese Medikation jedoch perioperativ nach Möglichkeit beibehalten werden.

Zur Behandlung der anticholinergen Intoxikation liegen positive Berichte über die Anwendung von Azetylcholinesterase-Inhibitoren (z. B. Physostigmin) vor, wobei als vegetative Nebenwirkungen Übelkeit, Erbrechen, Speichelfluss und Bradykardien auftreten. Neuere Cholinesterase Inhibitoren könnten in Zukunft auch bei jenen postoperativen Verwirrtheitszuständen oder bei Verwirrtheit nach Reanimation, welche nicht durch anticholinerge Substanzen ausgelöst sind, zum Einsatz kommen (Fischer 2001, Wengel 1998).

Die postoperative Mobilisierung und Rehabilitation

Die postoperative Mobilisierung und Rehabilitation älterer Menschen besitzt eine Bedeutung, die weit über jene hinausgeht, welche bei jüngeren Patienten gefunden wird. Es sind nämlich die Ziele und damit auch die Aufgaben dieser postoperativen Maßnahmen zahlreicher und auch umfangreicher. Während es bei jüngeren Patienten darum geht, die unmittelbaren Folgen des chirurgischen Eingriffes erträglich zu machen und eventuell beeinträchtigte Funktionen wiederherzustellen, kommen beim älteren Menschen zu diesen Aufgaben der Rehabilitation noch die Wiederherstellung des Selbstvertrauens, die Wiederherstellung oder Gewinnung der Selbstständigkeit und viele andere mehr (Tabelle 23). Dazu kommt, dass auch die Schäden einer zu langen Bettlägerigkeit und eines zu langen Krankenhausaufenthaltes bei älteren Menschen viel schwerwiegender sind als bei jüngeren. Trotz aller Bemühungen bleibt der Erfolg einer Rehabilitation sehr stark vom Lebensalter abhängig (Abb. 5).

Während die Rehabilitation für die Patienten selbst unschätzbare persönliche Vorteile besitzt, ist ihr Nutzen für die Gesellschaft im Hinblick auf die immer größere Zahl an alten, an ältesten und damit auch hilfsbedürftigen Menschen auch aus ökonomischer Sicht bedeutend (Kunkel 1992). Die Rehabilitation hilft nämlich eine Abhängigkeit der Patienten (Heimhilfe, Essen auf Rädern, Pflege) zu verzögern oder gar zu vermeiden. Darüber hinaus ist bei zunehmender Lebenserwartung bei immer mehr Menschen eine Hilfsbedürftigkeit und Abhängigkeit zu erwarten (Kunkel 1992).

Die postoperative Rehabilitation ist naturgemäß bei besonders alten Menschen schwieriger. Sie ist in den meisten Fällen aber auch bei ihnen erfolgreich, sodass auch sie in ihre präoperative Wohnsituation entlassen werden können (Rorbaek-Madsen 1992). Untersuchungen nach Oberschenkelhalsfrakturen zeigen, dass es bei unter 75-jährigen Patienten in 95 % gelingen kann, diese Patienten wieder in ihre präoperative häusliche Situation zu entlassen. Bei den über 84-Jährigen gelingt dieser Rehabilitationserfolg nur mehr in 71 % (Hager 1994). Selbst bei Patienten mit eingeschränkter kognitiver Funktion sind rehabilitative Erfolge zu erzielen (Goldstein

Tabelle 23. Ziele der postoperativen Mobilisierung und Rehabilitation

A. Allgemeine Ziele

1. Vermeidung postoperativer Komplikationen
2. Herstellung des Vertrauens in die eigene Leistungsfähigkeit
3. Vermeidung oder Verminderung von Behinderungen
4. Vermeidung einer Abhängigkeit und Herstellung der Selbstständigkeit
5. Soziale Integration

B. Spezielle Ziele

1. Aktivierung von Atmung und Kreislauf
2. Vermeidung von Thromboembolien
3. Vermeidung von Hautdefekten und Dekubitalgeschwüren
4. Prophylaxe von Infektionen
5. Prophylaxe von Miktionsstörungen
6. Prophylaxe einer Dekonditionierung und Inaktivitätsatrophie aller Organe
7. Prophylaxe einer Verwirrtheit und eines Deliriums

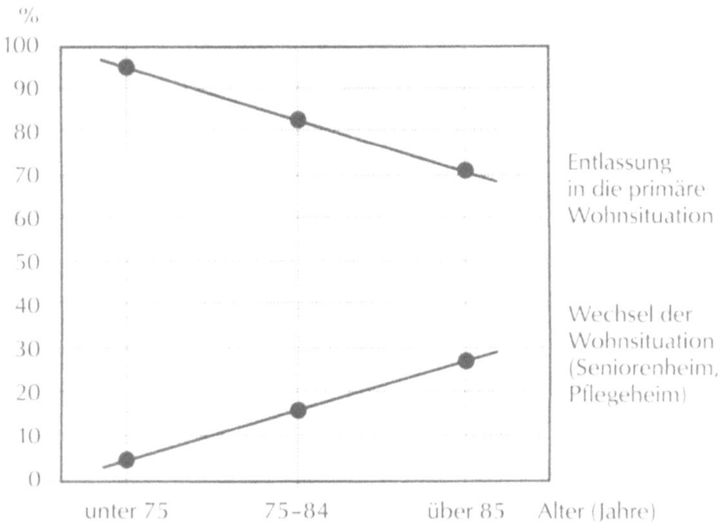

Abb. 5. Erfolg einer Rehabilitation nach Schenkelhalsfraktur in Abhängigkeit vom Lebensalter (%)

1997). Die erfolgreiche Rehabilitation besitzt auch eine bemerkenswerte Langzeitwirkung, die die Patienten vor der Aufnahme in restriktive und kostspielige Pflegeeinrichtungen bewahrt und hilft, Pflegekosten einzusparen (Harris 1995).

Vielfach besteht allerdings noch Unverständnis für weitergehende rehabilitative Bemühungen bei älteren Menschen, welches in den meisten Fällen auf Unkenntnis der Möglichkeiten und der Erfolge solcher Maßnahmen beruht. In Fällen einer unzureichenden Rehabilitation ist die Ursache dafür allerdings oft auch beim Patienten selbst zu suchen (Tabelle 24).

Gerade beim älteren Patienten gibt es aber auch Situationen, die eine Rehabilitation als nicht aussichtsreich und damit auch nicht sinnvoll erscheinen lassen. Eine schwere und unheilbare Krebserkrankung, eine schwere Demenz mit völliger Verwirrtheit des Patienten oder eine schon präoperativ vorgegebene totale Bettlägerigkeit stellen den Nutzen einer Rehabilitation sowohl für den Patienten wie auch für seine Umgebung in Frage. In solche Fällen sollten nur dringenste Operationen vorgenommen und die Rehabilitation zurückgestellt werden. Dagegen sind gerade jene Fälle von Immobilität und Pflegededürftigkeit, die mit dem Anlass zur Operation in Verbindung stehen wie z. B. ein prothetischer Gelenkersatz bei schwerer immobilisierender Osteoarthrose oder eine Bypass Operation bei peripherer Durchblutungsstörung, die keine Gehstrecke mehr zulässt, keine Kontraindikation für eine Rehabilitation. Vielmehr sind diese Erkrankungen gute Beispiele für eine erfolgreiche Mobilisierung und Rehabilitation.

Wenn keine Hindernisse oder Einwände gegen eine Rehabilitation vorliegen und wenn man von jenen Patienten absieht, an denen eine (orthopädische) Operation vorgenommen wurde, die zur Ruhigstellung zwingt, sollten operierte Patienten so rasch als möglich, wenn möglich sogar noch am Operationstag mobilisiert und aus dem Bett gebracht werden. Mit der frühen Mobilisierung wird das Risiko einer Thrombose oder eines Deliriums ebenso verringert wie das Auftreten einer Infektion oder einer Obstipation. Die Aufgabe der Frühmobilisierung wird in der Regel zunächst von der betreuenden Pflegeperson übernommen werden. Sie verbindet die notwendigen Pflegemaßnahmen (Waschen, Wechseln der Wäsche, Verabreichung des Essens, usw.) mit den ersten Schritten zur Mobilisierung und ist zudem geschult im Erkennen von möglichen nachteiligen Kreislaufsituationen. Doch sollte unmittelbar an diese Früh-

Tabelle 24. Ursachen einer unzureichenden postoperativen Rehabilitation

A. Bei den Patienten
1. Schmerzen
2. Schwäche
3. Apathie
4. Unverständnis (Bildung, kognitives Defizit)
5. kulturelles Hindernis

B. In der Umgebung
1. Ärztliches Unverständnis
2. Unverständnis der Angehörigen
3. Keine Möglichkeit zur Rehabilitation (finanziell, personell, räumlich)

mobilisierung ein strukturiertes Rehabilitationsprogramm angeschlossen werden, welches von physikalischen Therapeuten durchgeführt wird und welches derart konzipiert ist, dass der Patient möglichst rasch möglichst viele seiner präoperativen oder prämorbiden Funktionen wiedererlangt. Deshalb ist es wichtig, dass im Rehabilitationsprogramm das Training der individuellen Defizite besonders intensiv betrieben wird, womit eine Einzeltherapie notwendig wird. Darüber hinaus sollte auf eine Gruppentherapie mit Training der Aktivitäten des täglichen Lebens (Ankleiden, Kochen, usw.) zur Erhaltung oder zur Wiedergewinnung der Selbstständigkeit der Patienten nicht verzichtet werden (Harris 1995, Hoenig 1997). Mit der Wiedererlangung dieser Fähigkeiten erfährt das ursprüngliche Ziel des chirurgischen Eingriffes Abrundung und Vollständigkeit.

Literatur

1. Allen JR, Hightower AW, Martin AM, Dixon RE (1981). Secular trends in nosocomial infections. Am J Med; 70: 389–392.
2. Alloul K, Whalley DG, Shutway F, Ebrahim Z, Varin F (1996). Pharmacokinetic origin of carbamazepine-induced resistance to vecuronium neuromuscular blockade in anesthetized patients. Anesthesiology; 84: 330–339.
3. American Psychiatric Association (1999). Practice guidelines for the treatment of patients with delirium. Am J Psychiatry [Suppl] 156.
4. Arozullah AM, Khuri SF, Henderson WG, Daley J (2001). Development and validation of a multifactorial risk index for predicting postoperative pneumonia after major noncardiac surgery. Ann Intern Med; 135: 847–857.
5. Arthur HM, Daniels C, McKelvie R, Hirsh J, Rush B (2000). Effect of a preoperative intervention on preoperative and postoperative outcomes in low-risk patients awaiting elective coronary artery bypass graft surgery. A randomised, controlled trial. Ann Intern Med; 133: 263–268.
6. Ashton CM, Petersen NJ, Wray NP, Kiefe CI, Dunn JK, Wu L, Thomas JM (1993). The incidence of perioperative myocardial infarction in men undergoing noncardiac surgery. Ann Intern Med; 118: 504–520.
7. Bedford PD (1955). Adverse cerebral effects of anesthesia on old people. Lancet; I: 259–263.
8. Bentley JB, Vaughan RW, Miller MS, Calkins JM, Gandolfi AJ (1979). Serum inorganic fluoride levels in obese patients during and after enflurane anesthesia. Anesth Analg; 58: 409–412.
9. Bergamini TM, Polk HC Jr (1989). Pharmacodynamics of antibiotic penetration of tissue and surgical prophylaxis. Surg Gynecol Obstet; 168: 283–289.
10. Berry G, Fisher RH, Lang S (1981). Detrimental incidents, including falls, in an elderly institutional population. J Am Geriatr Soc; 29: 322–324.
11. Birkmeyer JD, Stukel TA, Siewers AE, Goodney PP, Wennberg DE, Lucas FL (2003). Surgeon volume and operative mortality in the United States. N Engl J Med; 349: 2117–2127.
12. Blenkharn JJ (1985). Prevention of bacteriuria during urinary catheterisation of patients in an intensive care unit: evaluation of the „Ureofix 500"

closed drainage system. J Hosp Infect; 6: 187–193.
13. Bodenheimer MM (1996). Noncardiac surgery in the cardiac patient: what is the question? Ann Int Med; 124: 763–766.
14. Brauer C, Morrison RS, Silberzweig SB, SIU AL (2000). The cause of delirium in patients with hip fracture. Arch Intern Med; 160: 1856–1860.
15. Brooks-Brunn JA (1995). Postoperative atelectasis and pneumonia. Heart Lung; 24: 94–115.
16. Browner WS, Li J, Mangano DT (1992). In-hospital and long-term mortalità in male veterans following noncardiac surgery. JAMA; 268: 228–232.
17. Bucerius J, Gummert JF, Walther D, Doll N, Falk V, Onnasch JF, Barten MJ, Mohr FW (2003). Impact of diabetes mellitus on cardiac surgery outcome. Thorac Cardiovasc Surg; 51: 11–16.
18. Buck N, Devlin HB, Lunn JL (1987). Report of confidential enquiry into perioperative deaths. Nuffield Provincial Hospitals Trust London, King's Fund Publishing House.
19. Bufalari A, Ferri M, Cao P, Cirocchi R, Bisacci R, Moggi L (1996). Surgical care in octogenarians. Brit J Surg; 83: 1783–1787.
20. Burns-Cox N, Campbell WB, Van Nimmen BAJ, Vacaeren PMK, Lucarotti M (1997). Surgical care and outcome for patients in their nineties. Brit J Surg; 84: 496–498.
21. Carson JL, Duff A, Poses RM, et al. (1996). Effect of anemia and cardiovascular disease on surgical mortality and morbidity. Lancet; 348: 1055–1060.
22. Celli BR (1993). What is the value of preoperative pulmonary function testing? Med Clin North Am; 77: 309–326.
23. Chung FF, Chung A, Meier RH, Lautenschlaeger E, Seyone C (1989). Comparison of perioperative mental function after general anaesthesia and spinal anaesthesia with intravenous sedation. Can J Anaesth; 36: 382–387.
24. Clagett GP, Anderson FA, Heit J, Levine MN, Wheeler HB (1995). Prevention of venous thromboembolism. Chest; 108: 312S–329S.
25. Cockroft DW, Gault MH (1976). Prediction of creatinin clearance from serum creatinin. Nephron; 16: 31.
26. Cohen MM, Duncan PG, Tate RB (1988). Does anesthesia contribute to operative mortality? JAMA; 260: 2859-2863.
27. Collins R, Scrimgeour A, Yusuf S, Peto R (1988). Reduction in fatal pulmonary embolism and venousthrombosis by perioperative administration of subcutaneous heparin: overview of results of randomized trials in general orthopedic and urologic surgery. N Engl J Med; 318: 1162–1173.
28. Cooper C, Atkonson EJ, Jacobsen SJ, O'Fallon WM, Melton LJ (1993). Population based study of survival after osteoporotic fractures. Am J Epide-

miol; 137: 1001–1005.
29. Cooper JK (1987). Does nutrition affect surgical outcome? J Am Geriatr Soc; 35: 229–232.
30. Craven DE, Steger KA, Barber TW (1991). Preventing nosocomial pneumonia: state of the art and perspectives for the 1990s. Am J Med; 91: 44S–53S.
31. Criado E, Burnham SJ, Tinsley EA jr. et al. (1993). Femorofemoral bypass graft: analysis of patency and factors influencing long-term outcome. J Vasc Surg; 18: 495–504.
32. Cruse PJE, Foord R (1980). The epidemiology of wound infection. A 10-year prospective study of 62939 wounds. Surg Clin N Am; 60: 27–40.
33. Dajani AS, Taubert KA, Wilson W et al. (1997). Prevention of bacterial endocarditis: recommendations by the American Heart Association. J Am Med Ass 277: 1794–1801.
34. Davis M, Eddleston AL, Neuberger JM, Vergani D, Mieli-Vergani G, Williams R (1980). Halothane hepatitis. N Engl J Med; 303: 1123–1124.
35. Detsky AS, Abrams HB, McLaughlin JR, Drucker DJ, Sasson Z, Johnston N, Scott JG, Forbath N, Hilliard JR (1986). Predicting cardiac complications in patients undergoing noncardiac surgery. J Gen Intern Med; 1: 211–219.
36. Dodds C, Allison J (1998). Postoperative cognitive deficit in the elderly surgical patient. Brit J Anaest; 81: 449–462.
37. Dripps RD, Lamont A, Eckenhoff JE (1961). The role of anesthesia in surgical mortality. JAMA; 178: 261–266.
38. Dudley RA, Johansen KL, Brand R, Rennie DJ, Milstein A (2000). Selective referral to high-volume hospitals. Estimating potentially avoidable deaths. JAMA; 283: 1159–1166.
39. Dunlop WE, Rosenblood L, Lawrason L, Birdsall L, Rusnak CH (1993). Effects of age and severity of illness on outcome and length of stay in geriatric surgical patients. Am J Surg; 165: 577–580.
40. Duthie DJ, Fraser R, Nimmo WS (1985). Effect of induction of anaesthesia with etomidate on corticosteroid synthesis in man. Br J Anaesth; 57: 156–159.
41. Dyer CB, Ashton CM, Teasdale TA (1995). Postoperative delirium. Arch Intern Med; 155: 461–465.
42. Eagle KA, Berger PB, Calkins H et al. (2002). ACC/AHA Guideline Update for Preoperative Cardiovascular Evaluation for Noncardiac Surgery-Executive Summary. A report of the American College of Cardiology/American Heart Association Task Force on Practice Guidelines (Committee to Update the 1996 Guidelines on Perioperative Cardiovascular Evaluation for Noncardiac Surgery) Circulation; 105: 1257–1267.
43. Editorial (1997). Health inequality: the UK's biggest problem. Lancet; 349:

1185.

44. Edwards JJ, Soto RG, Thrush DM, Bedford RF (2003). Bispectral index scale is higher for halothane than sevoflurane during intraoperative anesthesia. Anesthesiology; 99: 1453-1455.
45. Efron DT, Bender JS (2001). Laparascopic surgery in older adults. J Am Geriatr Soc; 49: 658-663.
46. Endou M, Hattori Y, Nakaya H, Gotoh Y, Kanno M (1992). Electrophysiologic mechanisms responsible for inotropic responses to ketamine in guinea pig and rat myocardium. Anesthesiology; 76: 409-418.
47. Erkinjuntti T, Wikström J, Palo J, Autio L (1986). Dementia among medical inpatients. Arch Intern Med; 146: 1923-1926.
48. Fechner J, Albrecht S, Ihmsen H, Knoll R, Schwilden H, Schuttler J (1998). Predictability and precision of „target-controlled infusion" (TCI) of propofol with the „Disoprifusor TCI" system. Anaesthesist; 47: 663-668.
49. Ferguson TB Jr, Coombs LP, Peterson ED (2002). Preoperative β-blocker use and mortality and morbidity following CABG surgery in North America. JAMA; 287: 2221-2227.
50. Fischer P, Assem-Hilger E (2002). Delir/Verwirrtheitszustand. In: Foerstl H (ed). Lehrbuch der Gerontopsychiatrie und -psychotherapie; Thieme, Stuttgart New York pp 394-408
51. Fischer P, Krenn P, Jungwirth S, Giurea A, Gottsauner-Wolf F (1998). Incidence of acute confusional states in elderly patients. Eur Arch Psychiatry Clin Neurosci; 246: 18.
52. Fischer P (2001). Successful treatment of nonanticholinergic delirium with a cholinesterase inhibitor. J Clin Psychopharmacol; 21:118.
53. Fisher BW, Flowedew G (1995). A simple model for predicting postoperative delirium in older patients undergoing elective orthopedic surgery. J Am Geriatr Soc; 43: 175-178.
54. Flacker JM, Marcantonio ER (1998). Delirium in the elderly. Optimal management. Drugs Aging; 13: 119-130.
55. Foster ED, Davis KB, Carpenter JA, et al. (1986). Risk of noncardiac operations in patients with defined coronary disease: The Coronary Artery Surgery Study registry experience. Ann Thorac Surg; 41: 42-50.
56. Francis CW, Berkowitz SD, Comp PC, Lieberman JR, Ginsberg JS, Paierment G, Peters GR, Roth AW, McElhattan J, Colwell CW Jr (2003). Comparison of Ximelagatran with Warfarin for the prevention of venous thromboembolism after total knee replacement. N Engl J Med; 349: 1703-1712.
57. Franke H (1982). Polypathie und Multimorbidität in der Altersheilkunde. Med Welt; 33: 535-541.
58. Frost L, Molgaard H, Christiansen EH, Hjortholm K, Paulsen PK, Thomsen PEB (1992). Atrial fibrillation and flutter after coronary artery bypass graft

surgery: epidemiology, risk factors, and preventive trials. Int J Cardiol; 36: 253-261.

59. Galanakis P, Nickel H, Gradinger R, Von Gumppenberg S, Forstl H (2001). Acute confusional state in the elderly following hip surgery: incidence, risk factors and complications. Int J Geriatr Psychiatry; 16: 349-355.
60. Gallagher M, Colombo PJ (1995). Ageing: the cholinergic hypothesis of cognitive decline. Curr Opin Neurobiol; 5: 161-168.
61. Garibaldi RA, Nurse BA (1986). Infections in the elderly. Am J Med; 81 [Suppl] 1A: 53-8.
62. Gepts E (1998). Pharmacokinetic concepts for TCI anaesthesia. Anaesthesia; 53 [Suppl] 1: 4-12.
63. Goldman L, Caldera DL, Nussbaum SR et al. (1977). Multifactorial index of cardiac risk in noncardiac surgical procedures. New Engl J Med; 297: 845-850.
64. Goldman L, Caldera DL (1979). Risk of general anesthesia and elective operation in the hypertensive patient. Anesthesiology; 50: 285-292.
65. Goldman L (1983). Cardiac risks and complications of noncardiac surgery. Ann Intern Med; 98: 504-513.
66. Goldstein FC, Strasser DC, Woodard JL, Roberts VJ (1997). Functional outcome of cognitively impaired hip fracture patients on a geriatric rehabilitation unit. J Am Geriatr Soc; 45: 35-42.
67. Golinger RC, Peet T, Tune LE (1987). Association of elevated plasma anticholinergic activity with delirium in surgical patients. Am J Psychiatry; 144: 1218-1220.
68. Goto T, Nakata Y, Morita S (2003). Will xenon be a stranger or a friend?: the cost, benefit, and future of xenon anesthesia. Anesthesiology; 98: 1-2.
69. Gruber UF (1985). Prevention of fatal pulmonary embolism in patientswith fracture of the neck of the femur. Surg Gynecol Obstet; 161: 37-42.
70. Grumbach K, Anderson GM, Luft HS, Roos LL, Brook R (1995). Regionalization of cardiac surgery in the United States and Canada. JAMA; 274: 1282-1288.
71. Gunshefsky L, Flancbaum L, Brolin RE, Frankel A (1990). Changing pattern in perforated peptic ulcer disease. Am Surg; 56: 270-274.
72. Gustafson Y, Berggren D, Branstorm B, Bucht G, Norberg A, Hanson L, Winblad B (1988). Acute consusional states in the elderly patients treated for femoral neck fractures. J Am Geriatr Soc; 36: 525-530.
73. Gustafson Y, Brännström B, Berggren D, Ragnarsson JI, Sigaard J, Bucht G, Reiz S, Norberg A, Winblad B (1991). A geriatric-anesthesiologic program to reduce acute confusional states in elderly patients treated for femoral neck fractures. J Am Geriatr Soc; 39: 655-662.
74. Hager K, Nennmann U (1994). Operationsrisiko und postoperative Reha-

bilitation im Alter. Der Mediziner; 10: 4–8.
75. Hager K, Platt D (1990). Hämostase im Alter. Med Welt; 41: 786–790.
76. Harkness GA, Bentley DW, Roghmann KJ (1990). Risk factors for nosocomial pneumonia in the elderly. Am J Med; 89: 457–463.
77. Harris RE, O'Hara PA, Harper DW (1995). Functional status of geriatric rehabilitation patients: a one-year follow-up study. J Am Geriatr Soc; 43: 51–55.
78. Higgins TL, Estefanous FG, Loop FD et al (1992). Stratification of morbidity and mortality outcome by preoperative risk factors in coronary bypass patients: a clinical severity score. JAMA; 267: 2344–2348.
79. Hoenig H, Nusbaum N, Brummel-Smith K (1997). Geriatric rehabilitation: state of the art. J Geriatr Soc; 45: 1371–1381.
80. Hofer TP, Hayward RA (1996). Identifying poor-quality hospitals. Med Care; 34: 737–753.
81. Holland R (1987). Anaesthetic mortality in New South Wales. Br J Anaesth; 59: 834–841.
82. Horlocker TT, Wedel DJ, Benzon H, Brown DL, Enneking FK, Heit JA, Mulroy MF, Rosenquist RW, Rowlingson J, Tryba M, Yuan CS (2003). Regional anesthesia in the anticoagulated patient: defining the risks (the second ASRA Consensus Conference on Neuraxial Anesthesia and Anticoagulation). Reg Anesth Pain Med; 28: 172–197.
83. Horlocker TT, Wedel DJ (1998). Neuraxial block and low-molecular-weight heparin: balancing perioperative analgesia and thromboprophylaxis. Reg Anesth Pain Med; 23: 164–177.
84. Hosking MP, Warner MA, Lobdell CM, Offord KP, Melton J (1989). Outcomes of surgery in patients 90 years of age and older. JAMA; 261: 1909–1915.
85. Hou SH, Buskinsky DA, Wish JB et al (1983). Hospital acquired renal insufficiency: a prospective study. Am J Med; 74: 243–248.
86. Howell EH (1963). Multiple pathology in nonagenarians. Geriatrics; 18: 899–904.
87. Hughes MA, Glass PS, Jacobs JR (1992). Context-sensitive half-time in multicompartment pharmacokinetic models for intravenous anesthetic drugs. Anesthesiology; 76: 334–341.
88. Inouye SK, Bogardus ST, Charpentier PA et al. (1999). A multicomponent intervention to prevent delirium in hospitalized older patients. N Engl J Med; 340: 669–676.
89. Inouye SK, Charpentier PA (1996). Precipitating factors for delirium in hospitalized elderly persons. Predictive model and interrelationship with baseline vulnerability. JAMA; 275: 852–858.
90. Inouye SK, van Dyck Ch, Alessi CA, Balkin S, Siegal AP, Horwitz RI (1990).

Clarifying confusion. The confusion assessment method. Ann Intern Med; 113: 941-948.

91. Inouye SK, Viscoli CM, Horwitz RI, Hurst LD, Tinetti ME (1993). A predictive model for delirium in hospitalized elderly patients based on admission characteristics. Ann Intern Med; 119: 474-481.
92. Jacober SJ, Sowers JR (1999). An update on perioperative management of diabetes. Arch Int Med; 159: 2405-2411.
93. Jahangir SM, Islam F, Chowdhury SN, Aziz L, Ghani MA (1993). Ketamine infusion for postoperative analgesia: a prospective cohort study in asthmatics. Bangladesh Med Res Counc Bull; 19: 21-27.
94. Janata O (2003). Antibiotika. pm-Verlag: pp 170-173
95. Joint National Committee (2003). The seventh report of the Joint National Committee on prevention, detection, evaluation, and treatment of high blood pressure. The JNC 7 Report. JAMA; 289: 2560-2572.
96. Katoh T, Ikeda K (1994). A comparison of sevoflurane with halothane, enflurane, and isoflurane on bronchoconstriction caused by histamine. Can J Anaesth; 41: 1214-1219.
97. Keller SM, Markovitz LJ, Wilder JR, Aufses AH jr (1987). Emergency and elective surgery in patients over age 70. Ann Surg; 53: 636-640.
98. Kereselidze T, Maglacas AM (1984). Nosocomial infections - What WHO is doing. Hosp Infect; 5 [suppl] A: 7-11.
99. Kim MH, Eagle KA (2001). Postoperative atrial fibrillation after heart surgery: what are the goals of prevention? Am Heart J; 141: 691-693.
100. Kjekshus J, Gullestad L (1999). Heart rate as a therapeutic target in heart failure. Eur Heart J; 1 [suppl] H: 64-69.
101. Knaus WA, Wagner DP, Draper EA et al. (1991). The APACHE III prognostic system. Risk prediction of hospital mortality for critically ill hospitalized adults. Chest; 100: 1619-1636.
102. Koch A, Bouges S, Ziegler S, Dinkel H, Daures JP, Victor N (1997). Low molecular weight heparin and unfractionated heparin in thrombosis prophylaxis after major surgical intervention: update of previous meta-analyses. Br J Surg; 84: 750-759.
103. Korttila K, Linnoila M, Ertama P, Hakkinen S (1975). Recovery and simulated driving after intravenous anesthesia with thiopental, methohexital, propanidid, or alphadione. Anesthesiology; 43: 291-299.
104. Krasheninnikoff M, Ellitsgaard N, Rude C, Moller JT (1993). Hypoxaemia after osteosynthesis of hip fractures. Int Orthop; 17: 29-39.
105. Kunkel SR, Applebaum RA (1992). Estimating the prevalence of long term disability for an aging society. J Gerontol; 47: S253-S260.
106. Lakatta EG (1993). Deficient neuroendocrine regulation of the cardiovascular system with advancing age in healthy humans. Circulation; 87:

631-636.

107. Lassen MR, Bauer KA, Eriksson BI, Turpie AGG (2002). Postoperative fondaparinux versus preoperative enoxaparin for prevention of venous thromboembolism in elective hip-replacement surgery: a randomised double-blind comparison. Lancet; 359: 1715-1720.
108. Lee TH, Marcantonio ER, Mangione CM et al. (1999). Derivation and prospective validation of a simple index for prediction of cardiac risk of major noncardiac surgery. Circulation; 100: 1043-1049.
109. Leslie K, Sessler DI, Bjorksten AR, Moayeri A (1995). Mild hypothermia alters propofol pharmacokinetics and increases the duration of action of atracurium. Anesth Analg; 80: 1007-1014.
110. Leung JM, Dzankic S (2001). Relative importance of preoperative health status versus intraoperative factors in predicting postoperative adverse outcomes in geriatric surgical patients. J Am Geriatr Soc; 49: 1080-1085.
111. Levkoff SE, Cleary PD, Liptzin B, Evans DA (1991). Epidemiology of delirium: an overview of research issues and findings. Int Psychogeriatr; 3: 149-167.
112. Levkoff SE, Evans DA, Liptzin B, Cleary PD, Lipsitz LA, Wetle TT, Reilly CH, Pilgrim DM, Schor J, Rowe J (1992). Delirium. The occurrence and persistence of symptoms among elderly hospitalized patients. Arch Intern Med; 152: 334-340.
113. Levkoff SE, Safran C, Cleary PD, Gallop J, Phillips RS (1988). Identification of factors associated with the diagnosis of delirium in elderly hospitalized patients. J Am Geriatr Soc; 36: 1099-1104.
114. Lien CA, Matteo RS, Ornstein E, Schwartz AE, Diaz J (1991). Distribution, elimination, and action of vecuronium in the elderly. Anesth Analg; 73: 39-42.
115. Liu LL, Leung JM (2000). Predicting adverse postoperative outcomes in patients aged 80 years or older. J Am Geriatr Soc; 48: 405-412.
116. Lundy JS (1935). Intravenous anesthesia: preliminary report of the use of two new thiobarbiturates. Proc Mayo Clin; 10: 536-543.
117. Lu-Yao GL, Baron JA, Barrett JA, Fisher JS (1994). Treatment and survival among elderly Americans with hip fractures: a population-based study. Am J Publ Health; 84: 1287-1291.
118. Lyon LJ, Nevins MA (1984). Management of hip fractures in nursing home patientes: to treat or not to treat? J Am Geriatr Soc; 32: 391-395.
119. Magaziner J, Simonsick EM, Kashner TM (1989). Survival experience of aged hip fracture patients. Am J Publ Health; 79: 274-278.
120. Mahowald J, Himmelstein D (1981). Hypernatremia in the elderly: relation to infection and mortality. J Am Geriatr Soc; 29: 177-182.
121. Mangano DT, Broener WS, Hollenberg M, London MJ, Tubau JF, Tateo IM

(1990). Association of perioperative myocardial ischemia with cardiac morbidity and mortality in men undergoing noncardiac surgery. The Study of Perioperative Ischemia Research Group. N Engl J Med; 323: 1781-1788.

122. Mangano DT, Layung EL, Wallace A, Tateo I (1996). Effect of Atenolol on mortality and cardiovascular morbidity after noncardiac surgery. N Engl J Med; 335: 1713-1720.

123. Mangano DT, Wong MG, London MJ, Tubau JF, Rapp JA (1991). Perioperative myocardial ischemia in patients undergoing noncardiac surgery. II. Incidence and severity during the 1st week after surgery. J Am Coll Cardiol; 17: 851-857.

124. Mangano DT (1990). Perioperative cardiac morbidity. Anesthesiology; 72: 153-184.

125. Manku K, Bacchetti P, Leung JM (2003a). Prognostic significance of postoperative in-hospital complications in elderly patients. I. Long-term survival. Anesth Analg; 96: 583-589.

126. Manku K, Leung JM (2003b). Prognostic significance of postoperative in-hospital complications in elderly patients. II. Long-term quality of life. Anesth Analg; 96: 590-594.

127. Mapleson WW (1996). Effect of age on MAC in humans: a meta-analysis. Br J Anaesth; 76: 179-185.

128. Marcantonio ER, Flacker JM, Michaels M, Resnick NM (2000). Delirium is independently associated with poor functional recovery after hip fracture. J Am Geriatr Soc; 48: 618-624.

129. Marcantonio ER, Goldman L, Mangione CM, Ludwig LE, Muraca B, Haslauer C, Donaldson MC, Whittemore AD, Sugarbaker DJ, Poss R, Haas S, Cook EF, Orav EJ, Lee TH (1994). A clinical prediction rule for delirium after elective noncardiac surgery. JAMA; 271: 134-139.

130. Marcantonio ER, Goldman L, Orav EJ, Cook EF, Lee TH (1998). The association of intraoperative factors with the development of postoperative delirium. Am J Med; 105: 380-384.

131. Marcantonio ER, Juarez G, Goldman L, Mangione CM, Ludwig LE, Lind L, Katz N, Cook EF, Orav EJ, LeeTH (1994). The relationship of postoperative delirium with psychoactive medication. JAMA; 272: 1518-1522.

132. Margiotta SJ Jr, Willis IH, Wallack MK (1988). Cholecystektomy in the elderly. Am Surg; 54: 34-39.

133. Marijic J, Stowe DF, Turner LA, Kampine JP, Bosnjak ZJ (1990). Differential protective effects of halothane and isoflurane against hypoxic and reoxygenation injury in the isolated guinea pig heart. Anesthesiology; 73: 976-983.

134. Marx GF, Mateo CV, Orkin LR (1973). Computer analysis of postanesthe-

tic deaths. Anesthesiology; 39: 54–58.

135. Mason JJ, Owens DK, Harris RA, Cooke JP, Hlatky MA (1995). The role of coronary angiography and coronary revascularization before noncardiac vascular surgery. JAMA; 273: 1919–1925.
136. Matteo RS, Ornstein E, Schwartz AE, Ostapkovich N, Stone JG (1993). Pharmacokinetics and pharmacodynamics of rocuronium (Org 9426) in elderly surgical patients. Anesth Analg; 77: 1193–1197.
137. Mazze RI, Shue GL, Jackson SH (1971). Renal dysfunction associated with methoxyflurane anesthesia. A randomized, prospective clinical evaluation. JAMA; 216: 278–288.
138. Merin RG (1981). Are the myocardial functional and metabolic effects of isoflurane really different from those of halothane and enflurane? Anesthesiology; 55: 398–408.
139. Michelson JD, Lotke PA, Steinberg ME (1988). Urinary-bladder management after total joint-replacement surgery. N Engl J Med; 219: 321–326.
140. Milamed DR, Hedley-Whyte J (1994). Contributions of the surgical sciences to a reduction of the mortality rate in the United States for the period 1968 to 1988. Ann Surg; 219: 94–102.
141. Milstein A, Barak Y, Kleinman G, Pollak A (2000). The incidence of delirium immediately following cataract removal surgery: a prospective study in the elderly. Aging Mental Health; 4: 178–181.
142. Minto CF, Schnider TW, Egan TD, Youngs E, Lemmens HJ, Gambus PL, Billard V, Hoke JF, Moore KH, Hermann DJ, Muir KT, Mandema JW, Shafer SL (1997a). Influence of age and gender on the pharmacokinetics and pharmacodynamics of remifentanil. I. Model development. Anesthesiology; 86: 10–23.
143. Moller JT, Cluitmans P, Rasmussen LS, Houx P, Rasmussen H, Canet J, Rabbitt P, Jolles J, Larsen K, Hanning CD, Langeron O, Johnson T, Lauven PM, Kristensen PA, Biedler A, van Beem H, Fraidakis O, Silverstein JH, Beneken JEW, Gravenstein JS (1998). Long-term postoperative cognitive dysfunction in the elderly: ISPOCD1 Study. Lancet; 351: 857–861.
144. Morrow D, Thompson J, Wilson S (1978). Acute cholecystectomy in the elderly: a surgical emergency. Arch Surg; 113: 1149–1152.
145. Mullen J, Mullen N (1992). Hip fracture mortality. Clin Orthopaedics and Related Research; 280: 214–222.
146. Muller DC, Elahi D, Tobin JD, Andres R (1996). The effect of age on insulin resistance and secretion: a review. Semin Nephrol; 16: 289–298.
147. National Academy of Sciences, National Research Council, Division of Medical Sciences (1964). Ad Hoc Committee on Trauma. Postoperative wound infections: the influence of ultraviolet irradiation on the operating room and various other factors. Ann Surg; 160 (Suppl 2): 1–196.

148. National Institut of Health Consensus Conference (1986). Prevention of venous thrombosis and pulmonary embolism. JAMA; 256: 744-749.
149. Nicolle LE, Hutchcroft SA, Cruse PEJ (1992). Risk factors for surgical wound infection among the elderly. J Clin Epidemiol; 45: 357-364.
150. Nielson WR, Gelb AW, Casey JE, Penny FJ, Merchant RN, Manninen PH (1990). Long-term cognitive and social sequelae of general versus regional anesthesia during arthroplasty in the elderly. Anesthesiology; 73: 1103-1109.
151. O'Keeffe ST, Lavan JN (1999). Clinical significance of delirium subtypes in older people. Age Ageing; 28: 115-119.
152. O'Sullivan H, Jennings F, Ward K, McCann S, Scott JM, Weir DG (1981). Human bone marrow biochemical function and megaloblastic hematopoiesis after nitrous oxide anesthesia. Anesthesiology; 55: 645-649.
153. Parikh SS, Chung F (1995). Postoperative delirium in the elderly. Anesth Analg; 80: 1223-1232.
154. Parker MJ, Handoll HHG, Griffiths R (2001). Anaesthesia for hip fracture surgery in adults (Cochrane Review). In: The Cochrane Library, Issue 2. John Wiley & Sons, Ltd, Chinchster, UK.
155. Perry E, Walker M, Grace J, Perry R (1999). Acetylcholin in mind: a neurotransmitter correlate of consciousness? TINS; 22: 273-280.
156. Pollard JB (2003). Can we explain the high incidence of cardiac arrest during spinal anesthesia for hip surgery? Anesthesiology; 99: 754-755.
157. Pollock AV (1988). Surgical prophylaxis-the emerging picture. Lancet; I: 225-230.
158. Pulmonary Embolism Prevention (PEP) Trial collaborative Group (2000). Prevention of pulmonary embolism and deep vein thrombosis with low dose aspirin: Pulmonary Embolism Prevention (PEP) trial. Lancet; 355: 1295-1302.
159. Rao TL, Jacobs KH, El-Etr AA (1983). Reinfraction following anesthesia in patients with myocardial infarction. Anesthesiology; 59: 499-505.
160. Rasmussen LS, Johnson T, Kuipers HM, et al. (2003). Does anaesthesia cause postoperative cognitive dysfunction? A randomised study of regional versus general anaesthesia in 438 elderly patients. Acta Anaesth Scand; 47: 260-267.
161. Rasmussen LS, Steentoft A, Rasmussen H, Kristensen PA, Moller JT (1999). Benzodiazepines and postoperative cognitive dysfunction in the elderly. Brit J Anaesth; 83: 585-589.
162. Ravona-Springer R, Dolberg OT, Hirschmann S, Grunhaus L (1998). Delirium in elderly patients treated with risperidone: a report of three cases. J Clin Psychopharm; 18: 171-172.
163. Reyle-Hahn M, Rossaint R (2000). Xenon—ein neues Anästhetikum. Ana-

esthesist; 49: 869–874.

164. Ritchie K, Polge C, de Roquefeuil G, Djakovich M, Ledesert B (1997). Impact of anesthesia on the cognitive functioning of the elderly. Int Psychogeriatr; 9: 309–326.

165. Rockwood K, Cosway S, Stolee P, Kydd D, Carver D, Jarrett B, O'Brien B (1994). Increasing the recognition of delirium in elderly patients. J Am Geriatr Soc; 42: 252–256.

166. Rodeheffer RJ, Gerstenblith G, Becker LC, Fleg JL, Weisfeldt ML, Lakatta EG (1984). Exercise cardiac output is maintained with advancing age in healthy human subjects: cardiac dilation and increased stroke volume compensate for a diminished heart rate. Circulation; 69: 203–213.

167. Rodgers A, Walker N, Schug S, McKee A, Kehlet H, van Zundert A, Sage D, Futter M, Saville G, Clark T, MacMahon S (2000). Reduction of postoperative mortality and morbidity with epidural or spinal anaesthesia: results from overview of randomised trials. BMJ; 321: 1493–1500.

168. Rodgers H, Staniland JR, Lipkin GW, Turney JH (1990). Acute renal failure: a study of elderly patients. Age Ageing; 19: 36–42.

169. Rogers MP, Liang MH, Daltroy LH, Eaton H, Peteet J, Wright E, Albert M (1989). Delirium after elective orthopedic surgery: risk factors and natural history. Int J Psychiatr Med; 19: 109–121.

170. Roizen MF (1995). Preoperative assessment: what makes it valuable to managed care providers and patients? Int Anesth Res; Soc, Rev Course Lectures 41–47.

171. Roohan PJ, Bickell NA, Baptiste MS, Therriault GD, Ferrara EP, Siu AL (1998). Hospital volume differences and five-year survival from breast cancer. Am J Public Health; 88: 454–57.

172. Rorbaek-Madsen M, Dupont G, Kristensen K,Holm T, Sorensen J, Dahger H (1992). General surgery in patients aged 80 years and older. Brit J Surg; 79: 1216–1218.

173. Russell RW (1996). Continuing the search for cholinergic factors in cognitive dysfunction. Life Sci; 58: 1965–1970.

174. Ryan P (1960). Surgery for abdominal emergencies. Geriatrics; 15: 73.

175. Saklad M (1941). Grading of patients for surgical procedures. Anesthesiology; 2: 281–284.

176. Samsoon GL, Young JR (1987). Difficult tracheal intubation: a retrospective study. Anaesthesia; 42: 487–490.

177. Santos AL, Gelperin A (1975). Surgical mortality in the elderly. J Am Geriatr Soc; 23: 42–46.

178. Sarma VJ (1992). Use of ketamine in acute severe asthma. Acta Anaesthesiol Scand; 36: 106–107.

179. Schaer H, Essig J (1998). Sedierung durch Spinalanästhesie. Anästhesist;

47: 469-474.

180. Schor JD, Levkoff SE, Lipsitz LA, Reilly CH, Cleary PD, Rowe JW, Evans DA (1992). Risk factors for delirium in hospitalized elderly. JAMA; 267: 827-831.
181. Schwander O, Schiedeck THK, Bruch HP (1999). Advanced age: Indication or contraindication for laparascopic colorectal surgery. Dis Colon Rectum; 42: 356-362.
182. Scott RP, Savarese JJ, Basta SJ, Sunder N, Ali HH, Gargarian M, Gionfriddo M, Batson AG (1985). Atracurium: clinical strategies for preventing histamine release and attenuating the haemodynamic response. Br J Anaesth; 57: 550-553.
183. Sebel PS (1997). Awareness during general anesthesia. Can J Anaesth; 44: 124-130.
184. Sethia KK, Selkon JB, Berry AR, Turner CM, Kettlewell MG, Gough MH (1987). Prospective randomised controlled trial of urethral versus suprapubic catheterisation. Brit J Surg; 74: 624-625.
185. Seymour DG, Garthwaite PH (1999). Age, deprivation and rates of inguinal hernia surgery in men. Is there inequity of access to healthcare. Age Ageing; 28: 485-490.
186. Seymour DG, Rees GAD, Crosby DL (1992). Introduction and general principles. In: Crosby DL, Rees GAD, Seymour DG eds. The aging surgical patient: anesthetic, operative and medical management. Wiley, Chichester; pp 1-90
187. Shulman ST, Amren DP, Bisno AL et al. (1984). Prevention of bacterial endocarditis. Circulation; 70: 1123A-1127A.
188. Singleton MA, Rosen JI, Fisher DM (1988). Pharmacokinetics of fentanyl in the elderly. Br J Anaesth; 60: 619-622.
189. Skinner JF, Pearce ML (1964). Surgical risk in the cardiac patient. J Chron Dis; 17: 57-72.
190. Smith TD, Gallagher M, Leslie FM (1995). Cholinergig binding sites in rat brain: analysis by age and cognitive status. Neurobiol Aging; 16: 161-173.
191. Sokoll MD, Gergis SD (1981). Antibiotics and neuromuscular function. Anesthesiology; 55: 148-159.
192. Spotoft H, Korshin JD, Sorensen MB, Skovsted P (1979). The cardiovascular effects of ketamine used for induction of anaesthesia in patients with valvular heart disease. Can Anaesth Soc J; 26: 463-467.
193. Stiller RL, Cook DR, Chakravorti S (1985). In vitro degradation of atracurium in human plasma. Br J Anaesth; 57: 1085-1088.
194. Studley HO (1936). Percentage of weight loss: a basic indicator of surgical risk in patients with chronic peptic ulcer. JAMA; 106: 458-460.
195. Su CH, Peng FK, Lui WY (1992). Factors affecting morbidity and mortality

in biliary tract surgery. World J Surg; 16: 962–964.

196. Sullivan D, Lindsay R (1984). Urinary incontinence in the geriatric population of an acute care hospital. J Am Geriatr Soc; 32: 646–650.
197. Sullivan DH, Sun S, Walls RC (1991). Protein-energy undernutrition among elderly hospitalized patients. A prospective study. JAMA; 281: 2013–2019.
198. Suttner S, Boldt J, Schmidt C, Piper S, Kumle B (1999). Cost analysis of target-controlled infusion-based anesthesia compared with standard anesthesia regimens. Anesth Analg; 88: 77–82.
199. Tatar D, Tepault B, Bercovici JP, Youinou P (1987). Polymorphnuclear cell derangements in typ I diabetes. Horm Metab Res; 19: 642–647.
200. Thomas DR, Ritchie CS (1995). Preoperative assessment of older adults. J Am Geriatr Soc; 43: 811–821.
201. Thorp JM, Richards WC, Telfer ABM (1979). A survey of infection in an intensive unit. Anaesthesia; 34: 643–649.
202. Tikkanen J, Hovi-Viander M (1995). Death associated with anaesthesia and surgery in Finland in 1986 compared to 1975. Acta Anaesthesiol Scand; 39: 262–267.
203. Tragl KH, Schernthaner G, Udvardi G, Kaiser F, Hupka J, Geyer G (1981). Einfluss des Alters auf Glukosetoleranz und Insulinsekretion. Acta Gerontol; 11: 114–118.
204. Tragl KH (1986). Störungen des Elektrolytstoffwechsels im Alter. Fortschr Med; 104: 223–227.
205. Tragl KH (2001). Stürze im Alter. Verlag Wilhelm Maudrich, Wien München Bern; 8.
206. Trzepacz PT (2000). Is there a final common neural pathway in delirium? Focus on acetylcholine and dopamine. Semin Clin Neuropsychiatry; 5: 132–148.
207. Turpie AGG, Bauer KA, Eriksson BI, Lassen MR (2002). Fondaparinux vs Enoxaparin for the prevention of venous thromboembolism in major orthopedic surgery. Arch Intern Med; 162: 1833–1840.
208. Turpie AGG, Gallus AS, Hoek JA (2001). A synthetic pentasaccharide for the prevention of deep-vein thrombosis after total hip replacement. N Engl J Med; 344: 619–625.
209. Urwin SC, Parker MJ, Griffiths R (2000). General versus regional anaesthesia for hip fracture surgery: a meta-analysis of randomized trials. Brit J Anaesth; 84: 450–455.
210. Van den Berghe G, Wouters B, Weekers F, et al. (2001). Intensive insulin therapy in the critically ill patients. N Engl J Med; 345: 1359–1367.
211. Vaz FG, Seymour DG (1989). A prospective study of elderly general surgical patients. I. Pre-operative medical problems. Age Ageing; 18: 309–315.

212. Venn GE, Patel RL, Chambers DJ (1995). Cardiopulmonary bypass: perioperative cerebral blood flow and postoperative cognitive deficit. Ann Thorac Surg; 59: 1331-1335.
213. Veroli P, O'Kelly B, Bertrand F, Trouvin JH, Farinotti R, Ecoffey C (1992). Extrahepatic metabolism of propofol in man during the anhepatic phase of orthotopic liver transplantation. Br J Anaesth; 68: 183-186.
214. Veterans Affairs Total Parenteral Nutritional Cooperative Study Group (1991). Perioperative total parenteral nutrition in surgical patients. New Engl J Med; 325: 525-532.
215. Warner MA, Offord KP, Warner ME, Lennon RL, Conover MA, Jansson-Schumacher U (1989). Role of preoperative cessation of smoking and other factors in postoperative pulmonary complications: a blinded prospective study of coronary artery bypass patients. Mayo Clin Proc; 64: 609-616.
216. Warner MA, Saletel RA, Schroeder DR, Warner DO, Offord KP, Gray DT (1998). Outcomes of anesthesia and surgery in people 100 years of age and older. J Am Geriatr Soc; 46: 988-993.
217. Warner MA, Shields SE, Chute CG (1993a). Major morbidity and mortality within 1 month of ambulatory surgery and anesthesia. JAMA; 270: 1437-1441.
218. Warner MA, Warner ME, Weber JG (1993b). Clinical significance of pulmonary aspiration during the perioperative period. Anaesthesiology; 78: 56-62.
219. Warren JW, Muncie HI, Hebel JR, Hall-Craggs M (1994). Long-term urethral catheterization increases risk of chronic pyelonephritis and renal inflammation. J Am Geriatr Soc; 42: 1286-1290.
220. Weed HG, Lutman CV, Young DC, Schuller DE (1995). Preoperative identification of patients at risk for delirium after major head and neck cancer surgery. Laryngoscope; 105: 1066-1068.
221. Weese H, Scharpff W (1932). Evipan, ein neuartiges Einschlafmittel. Dtsch med Wschr; 2: 1205-1207.
222. Wengel SP, Roccaforte WH, Burke WJ (1998). Donezepil improves symptoms of delirium in dementia: implications for future research. J Geriatr Psychiatry Neurol; 11: 159-161.
223. Williams M, Campbell E,Raynor W, Musholt M, Mlynarczyk S, Crane L (1985). Predictors of acute confusional states in hospitalized elderly patients. Research in Nursing and Health; 8: 31-40.
224. Williams-Russo P, Sharrock NE, Mattis S, Szatrowski TP, Charlson ME (1995). Cognitive effects after epidural versus general anaesthesia in older adults. A randomised trial. JAMA; 274: 44-50.
225. Winocour PD (1992). Platelet abnormalities in diabetes mellitus. Diabetes;

41 [Suppl.] 2: 26–31.

226. Wolf-Maier K, Cooper RS, Banegas JR, Giampaoli S, Hense H-W, Joffres M, Kastarinen M, Poulter N, Primatesta P, Rodriguez-Artalejo F, Stegmayr B, Thamm M,Tuomilehto J, Vanuzzo D, Vescio F (2003). Hypertension prevalence and blood pressure levels in 6 European countries, Canada, and the United States. JAMA; 289: 2363-2369.
227. Yoshikawa TT, Norman DC (1996). Approach to fever and infection in the nursing home. J Am Geriatr Soc; 44: 74–82.
228. Yoshikawa TT (1998). VRE, MRSA, PRP and DRGNB in LTCF. Lessons to be learned from this alphabet. J Am Geriatr Soc; 46: 241–243.
229. Zibrak JD, O'Donnell CR, Marton K (1990). Indications for pulmonary function testing. Ann Int Med; 112: 763–771.

Hartmut Zwick (Hrsg.)

Bewegung als Therapie

Gezielte Schritte zum Wohlbefinden

2004. XII, 206 Seiten. 10 Abbildungen.
Broschiert **EUR 29,80**, sFr 51,–
ISBN 3-211-20153-X

Die dosierte körperliche Belastung ist mittlerweile zum festen therapeutischen Bestandteil bei zahlreichen Erkrankungen geworden, da es nur wenige medizinische Gründe für absolute Schonung und Ruhe gibt.

In diesem prägnanten Handbuch wird die Bewegungstherapie als zusätzlicher therapeutischer Grundpfeiler praxisrelevant von im Sportbereich erfahrenen und tätigen Medizinern dargestellt. Ein weiterer Schwerpunkt liegt auf der Prävention von häufigen Zivilisationskrankheiten. Nach einer kurzen Beschreibung der jeweiligen Krankheit werden häufig auftretende Fragen aus der Praxis beantwortet, wie etwa Nutzen, Dauer, Intensität oder Risiko der Bewegung. Falldiskussionen und Beispiele aus der Praxis runden die einzelnen Beiträge ab.

Das Buch ist leicht verständlich geschrieben und ist somit eine interessante Lektüre für alle Personen, die an solchen typischen Zivilisationskrankheiten leiden. Zudem wendet es sich an Physiotherapeuten, Trainer und Sportmediziner.

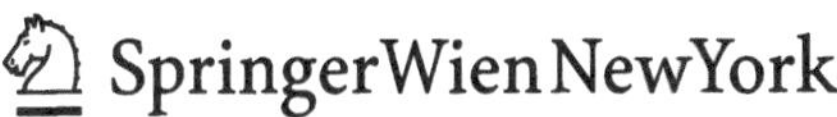

P.O. Box 89, Sachsenplatz 4–6, 1201 Wien, Österreich, Fax +43.1.330 24 26, books@springer.at, **springer.at**
Haberstraße 7, 69126 Heidelberg, Deutschland, Fax +49.6221.345-4229, orders@springer.de, springer.de
P.O. Box 2485, Secaucus, NJ 07096-2485, USA, Fax +1.201.348-4505, orders@springer-ny.com
EBS, 3–13, Hongo 3-chome, Bunkyo-ku, Tokyo 113, Japan, Fax +81.3.38 18 08 64, orders@svt-ebs.co.jp
Preisänderungen und Irrtümer vorbehalten.

Springer-Verlag
und Umwelt

Als internationaler wissenschaftlicher Verlag sind wir uns unserer besonderen Verpflichtung der Umwelt gegenüber bewusst und beziehen umweltorientierte Grundsätze in Unternehmensentscheidungen mit ein.

Von unseren Geschäftspartnern (Druckereien, Papierfabriken, Verpackungsherstellern usw.) verlangen wir, dass sie sowohl beim Herstellungsprozess selbst als auch beim Einsatz der zur Verwendung kommenden Materialien ökologische Gesichtspunkte berücksichtigen.

Das für dieses Buch verwendete Papier ist aus chlorfrei hergestelltem Zellstoff gefertigt und im pH-Wert neutral.